T0280164

UN INTESTINO *feliz*

DOCTORA DE LA PUERTA

UN INTESTINO *feliz*

Cómo la microbiota mejora tu salud mental y te ayuda a manejar las emociones

HarperCollins

Editado por HarperCollins Ibérica, S. A.
Avenida de Burgos, 8B - Planta 18
28036 Madrid

Un intestino feliz. Cómo la microbiota mejora tu salud mental y te ayuda a manejar las emociones

Diseño de cubierta: María Pitironte
Imagen de cubierta: María Pitironte, a partir de los originales de Shutterstock
Imágenes de interiores: Claudia Martín de la Puerta
Maquetación: MT Color & Diseño, S. L.
Foto de la autora: Eduardo Cano para Ático 26

ISBN: 978-84-9139-897-4
Depósito legal: M-30632-2022

Mis padres, mi faro
Juan y Claudia, mi luz

Índice

Nunca me gustó conformarme con los dictámenes impuestos sin cuestionarlos y entenderlos. Mi espíritu curioso, rebelde e incansable, buscando aprender cada día y nunca dando nada por sabido, es el que me ha traído hasta este libro.

Prólogo

Hablar de microbiota tiene el atractivo de ser una conversación abierta en el tiempo, en la que siempre podemos aprender un poco más, investigar un poco más y todo... un poco más.

Hace años, buscando entender las situaciones clínicas que de acuerdo a los cánones clásicos de la medicina convencional «no tienen solución», encontré la microbiota y empecé a «engancharme» a su estudio. Aún mantengo la costumbre de leer a diario artículos científicos que dan solidez a lo que constato continuamente en la práctica clínica. Sigo aprendiendo y sorprendiéndome muchas veces con lo que este maravilloso mundo nos enseña. Por supuesto, desde aquel momento lo que fui descubriendo cambió por completo y para siempre mi vida profesional. En el año 2000 tomé la decisión de dedicarme en exclusiva a la microbiota con la máxima de que como médico, para poder tratar de manera correcta a un paciente, primero tenía que entender qué le pasaba y por qué, y en el intestino tenemos muchas y nuevas respuestas.

Además de mi labor asistencial, muy pronto también me animé a empezar a divulgar. Con las conferencias y mis redes sociales profesionales comparto con todos mi búsqueda constante de información en torno a la microbiota. Las bacterias de nuestra tripa contribuyen a mantener la salud de muchas formas y su alteración puede hacernos enfermar o ser la causa de múltiples desórdenes funcionales.

Conocer la microbiota y aprender a jugar con ella nos está permitiendo enfocar la medicina hacia el tratamiento del origen o causa de las patologías, dejando poco a poco atrás una práctica clínica en la que se aborda al paciente tratando o aliviando únicamente sus síntomas.

En este libro voy a acompañarte y a ayudarte a encontrar una explicación, que más allá de las cuestiones médicas, te permitirá entender la maravillosa conexión que aporta la microbiota al mundo de las emociones, entendiendo al intestino también como «un órgano de la mente».

¿De qué depende nuestro estado de ánimo? ¿Qué implica y dónde está exactamente nuestra salud mental? Hablaremos de cognición y de emoción.

¿Qué significa cognición? Es un concepto que abarca muchas cosas, la percepción, la memoria, la atención, las habilidades de razonamiento y la capacidad de procesar información o de resolver problemas.

¿A qué me refiero con la palabra emoción? Al impulso que estimula una acción. Abarca tanto las experiencias subjetivas o sentimientos como reacciones que pueden ser autónomas como la sudoración, el temblor o la palidez, o reacciones motoras como los gestos o las posturas.

Hablaré de salud, física y psíquica. De cómo la microbiota contribuye a la felicidad y por qué es responsable de muchas de nuestras sensaciones, hablaré de qué y cómo podemos hacer, fácilmente y en la vida cotidiana, para mantener un intestino sano.

La investigación científica del papel activo que desempeña el eje microbiota-intestino-cerebro sobre el estado de ánimo, la personalidad o el comportamiento demuestra que la salud mental, psíquica y afectiva no depende solo del estado del cerebro o del sistema nervioso.

He buscado usar un lenguaje sencillo y he evitado profundizar en la descripción y el detalle de rutas bioquímicas complejas que como médico creo imprescindibles conocer, pero aquí solo dificultará la lectura. Por ello, en cada capítulo y como siempre hago, iré apoyando este diálogo con la microbiota con diferentes artículos y publicaciones que más allá de mi opinión, aportan una evidencia científica que puedes consultar y con la que puedes ampliar información.

A lo largo del libro te voy a hablar de algunos pacientes. Para mantener la privacidad de los mismos, por supuesto los nombres son inventados. Todo lo que te cuento me ha ocurrido en consulta, pero para poder ponerte ejemplos prácticos y preservar el secreto profesional, he cruzado datos personales y síntomas clínicos de unos y otros.

Los contenidos de este libro no suponen ni son en forma alguna un consejo médico. Las cuestiones de salud intestinal y general han de valorarse siempre individualmente y en consulta, en manos de un profesional.

1

El micromundo intestinal

Estamos equivocados creyendo vivir en la era del hombre, hoy y siempre hemos vivido en la era de las bacterias. Es absolutamente relevante ser conscientes de que no estamos solos, de que no vivimos solos o tal vez podemos decir… que no somos solo humanos.

La salud no lo es todo; pero sin ella
todo lo demás no es nada.
ARTHUR SCHOPENHAUER

Avanzar en el conocimiento de la microbiota ha desestabilizado la idea clásica de lo que es el cuerpo humano. Ahora sabemos que hay que mirarlo y tratar de comprenderlo como la inexorable unión de cada uno de nuestros órganos y tejidos, con todos los microorganismos que viven dentro de nosotros. Hoy, sin duda, podemos asegurar que la microbiota es un órgano más del cuerpo.

¿QUÉ ES LA MICROBIOTA?

Empecemos por el principio, ¿qué es la microbiota?

Llamamos microbiota a los millones de microorganismos —ecosistema— que viven en nuestro cuerpo, en perfecto equilibrio entre ellos y con nosotros. Los que viven en el aparato digestivo, la MICROBIOTA INTESTINAL, es el grupo más importante por ser el más numeroso y funcionalmente el más relevante para la salud. Está formada por cientos de especies diferentes, la mayoría de ellas son bacterias, aunque también conviven con nosotros y con toda normalidad otros microbios como virus y fagos, hongos, levaduras, protozoos y arqueas.

A partir de ahora te propongo empezar a pensar en ti como un cuerpo lleno de microorganismos con los que tienes establecida una relación muy amigable, para bien de ambos. En número, los microorganismos de la tripa superan la cantidad de nuestras células, así que debes imaginarte a ti mismo como un «superorganismo» en el que se mezclan características por supuesto humanas, pero también microbianas.

Conocemos la microbiota que vive en cada uno de nosotros como MICROBIOTA COMENSAL y es tan personal e individual de unas personas a otras como una huella dactilar. En su mayor parte está formada por «microbios amigos» capaces de promover efectos beneficiosos para la salud. También tenemos otros que, aun viviendo normalmente con nosotros, si crecen por encima de su rango de normalidad, pueden «invadirnos» e infectarnos, y por su capacidad de producir sustancias o metabolitos tóxicos son capaces de inflamar y hacernos enfermar.

Hoy sabemos que no existe un solo patrón de microbiota normal o sano, hay múltiples patrones de microbiota normales, conocidos como patrones eubióticos.

Eubiosis significa microbiota NORMAL.
Disbiosis significa microbiota DESORDENADA.

Para comprender el porqué de la variabilidad y heterogeneidad entre unas personas y otras es esencial reseñar el gran impacto que tienen sobre nuestras bacterias la dieta, el estilo de vida, la actividad física, el control de estrés, la higiene del sueño y multitud de fármacos.

Todos estos microorganismos no son simples pasajeros dentro o sobre nuestro cuerpo, son imprescindibles compañeros en el viaje de la salud, ya que desempeñan funciones clave tanto para el normal funcionamiento del cuerpo, como si algo va mal, favoreciendo el desarrollo de cantidad de enfermedades.

Es importante aclarar que, a pesar de la variabilidad en la composición microbiana entre las personas, sí hay una uniformidad en su actividad.

¿Tenemos todos la misma microbiota?
No.
¿Su actividad y función son las mismas en todos nosotros?
Sí.

Las características y propiedades de la microbiota son iguales en todos y cada uno de nosotros y se comportan como indicadores de buena salud.

Las características funcionales más relevantes son:

— Enorme riqueza y diversidad de especies.
— Resiliencia, resistencia y estabilidad en el tiempo.
— Gran riqueza de genes microbianos en continua interacción bidireccional con nuestros propios genes humanos.

En el gran mundo microbiano que vive en nuestra tripa, unos microorganismos son estables y otros van y vienen a lo largo de la vida.

A la vista de esto y más allá de hablar de las bacterias individuales y de los diferentes grupos de trabajo o grupos funcionales específicos, podemos decir que en el intestino tenemos dos grandes grupos de microorganismos autóctonos y alóctonos, ¿qué significa eso?:

AUTÓCTONOS, LOS QUE SON Y ESTÁN	ALÓCTONOS, LOS QUE VAN Y VIENEN
• Estos microorganismos son muy importantes y no se deberían alterar porque su actividad asegura las funciones más básicas e imprescindibles.	• Estos llegan después de establecido el grupo de autóctonos, siendo en muchas ocasiones microorganismos de paso, que no siempre se quedan.
• Si fallan, contribuyen a que todo se desordene.	• Este grupo se adquiere continuamente gracias a la dieta y con nuestra interacción con el medioambiente.
• Este grupo se adquiere durante el primer año de vida.	

¿Quieres saber datos y curiosidades generales de la microbiota?

— La microbiota de una persona de setenta kilos pesa unos doscientos gramos; lo mismo que una manzana grande.
— Tenemos en el intestino más de cien billones de microorganismos.

— Hay más bacterias en nuestra tripa que células en el cuerpo, y son entre veinte y cincuenta veces más pequeñas que estas.
— Si pusiéramos en fila a todos los «bichillos» que tenemos en la tripa, darían la vuelta al mundo dos veces y media.
— La carga genética de la microbiota es superior a tres millones de genes. Si la comparamos con los veinte mil genes que tienen las células humanas, podemos decir que genéticamente «somos microbianos» en más del 99 %. Imagina el tremendo potencial de influencia que eso supone para el funcionamiento del cuerpo.
— La microbiota comienza a colonizar el intestino antes de nacer. Durante el embarazo, la microbiota intestinal, oral y vaginal de la madre empiezan a compartir microorganismos con el bebé.
— El 90 % de la serotonina (hormona de la felicidad) circulante por el organismo se sintetiza en el intestino por unas células de la pared intestinal, llamadas enterocromafines, y por muchas de nuestras bacterias.
— En el intestino hay más de veinte tipos de células con capacidad de producir hormonas; son las células enteroendocrinas, cuya gran actividad lo convierte en el órgano endocrino más grande del cuerpo humano.
— El 90 % de las reacciones inmunitarias se inician y producen en el intestino con la intermediación de la microbiota, eso lo convierte en el órgano con mayor potencial inmunitario del cuerpo humano.
— La microbiota vive en una confortable y nutritiva capa de moco que está pegada o adherida por dentro a la pared del intestino. Este tiene una longitud de

siete a diez metros y por la forma de la superficie con vellosidades y microvellosidades, como los dedos de una mano, alcanza una superficie de unos quinientos metros cuadrados, superior a dos pistas de tenis.

- De todo el aparato digestivo, la cantidad más grande y la mayor diversidad microbiana la tenemos en el intestino grueso.
- La diversidad de microorganismos que forman la microbiota intestinal la convierte en el ecosistema más rico y diverso de la Tierra.

A la vista de todo ello, sin duda podemos afirmar que ¡somos tan bacterianos como humanos, o más! Y es fácil contestar a la pregunta, ¿quién transporta a quién? Incluso, ¿quién manda sobre quién? Esto supone todo un varapalo al pensamiento que aboga por la «supremacía humana» frente a otras especies.

¿Para qué sirve tener millones de bacterias en la tripa?

La microbiota contribuye de muchas formas a mantener la salud y el bienestar. ¿Qué beneficio nos aportan?, ¿cuáles son sus principales funciones?

Defensa	La resistencia a la colonización impide que microorganismos patógenos infecten las mucosas, siendo una eficaz barrera protectora.

DIGESTIÓN	Las bacterias intestinales son capaces de fermentar elementos de la dieta que los enzimas digestivos no pueden digerir, hablamos principalmente de la fibra alimentaria. Otro ejemplo serían los glucosaminoglicanos de la carne. Contribuye, además, a la digestión del resto de nutrientes.
INMUNIDAD	El contacto de la microbiota con la pared del intestino es fundamental para el desarrollo y la maduración del sistema inmune. El contacto continuo entre las bacterias y nuestro sistema inmunitario supone un entrenamiento que lo mantiene «en buena forma» para poder luchar con eficacia frente a las posibles infecciones.
METABOLISMO	Las bacterias son las únicas capaces de degradar la fibra alimentaria. De esa digestión obtenemos energía y sustancias imprescindibles para la estabilidad funcional del intestino y para la salud general del organismo; hablamos principalmente de los ácidos grasos de cadena corta. La microbiota tiene también capacidad de producir aminoácidos esenciales y algunas vitaminas. Gracias a la microbiota podemos absorber de modo adecuado micronutrientes como el calcio, hierro, magnesio, sodio, etc. Mejora la tolerancia a la lactosa y la fructosa.

Nutrición	La microbiota aporta nutrientes fundamentales para mantener la estructura, la integridad y el normal funcionamiento de la mucosa de la pared del intestino.
Sistema nervioso	Los millones de neuronas que tenemos en el intestino están en constante comunicación con las del cerebro gracias a la actividad de la microbiota. Forman el conocido eje microbiota-intestino-cerebro, cuya actividad y comunicación es continua y se establece en ambas direcciones, regulando las emociones, sueño, comportamiento, cognición, tolerancia al estrés, socialización, etc.
Detoxificación	Las bacterias tienen la capacidad de degradar algunos tóxicos, impidiendo su absorción y evitando que se depositen en el organismo.

Curiosidades históricas

Me encanta investigar cómo se practicaba la medicina en la antigüedad, así que en este punto no podían faltar algunas referencias históricas en relación con la microbiota.

En la historia del hombre como especie, si queremos tener una visión integral de la evolución como individuos, no debemos ignorar cuáles son las características ancestrales de la microbiota intestinal.

Buscando dar respuesta a esta cuestión, en un yacimiento arqueológico del Paleolítico Medio localizado en El Salt, cerca de Alicante, se encontró una ocupación neandertal bien conservada con depósitos de alrededor de cincuenta mil años de antigüedad.

En las excavaciones, estudiando el ADN de los coprolitos, encontraron que antes de la separación entre el *Homo sapiens* y los neandertales las bacterias intestinales que tenían hace más de setecientos mil años, sorprendentemente eran muy parecidas a las de nuestra microbiota actual. ¿No te parece increíble?

Tenemos una microbiota muy similar a la de nuestros ancestros que vivieron hace más de setecientos mil años.

Conociendo este dato, se plantea una reflexión incuestionable. Esencialmente la microbiota apenas ha cambiado en miles y miles de años, sin embargo ¡¡cómo ha cambiado nuestra forma de vida y de alimentarnos desde entonces!!

Es por ello razonable pensar en el tándem dieta/microbiota como una posible razón y origen de multitud de enfermedades.

¿Cuándo comienza la ciencia a dar importancia al intestino y a conocer la trascendencia de la microbiota?

El inicio de los tiempos de estudio del ser humano y sus múltiples maneras de enfermar es sin duda la Grecia clásica. Tiempo en el que se empieza a conectar la salud física de los pacientes con su salud psíquica.

En aquella época los médicos eran filósofos y muchos filósofos, médicos. Hablamos de Hipócrates (460-370 a. C.), considerado por la historia como el padre de la medicina —«Todas las enfermedades empiezan en el intestino»—; Platón (427-347 a. C.), —«El médico debería conocer el alma del paciente para comprender su verdadero ser y la raíz de sus quejas»—; Aristóteles (384-322 a. C.), etc.

Un salto en el tiempo nos lleva a la cultura persa, en la que destaca la figura de Avicena —Abu Ali Ibn Sina (980-1037 d. C.)—, médico, filósofo, astrónomo y científico que contribuye al esplendor de la Edad de Oro del islam, dejando como legado tratados y escritos, algunos de carácter enciclopédico. En ellos detalla multitud de descubrimientos y aportaciones al mundo de la medicina. Fue el primero en preconizar las lavativas rectales como apoyo del tratamiento de casi todos los males. Fue, sin duda, un hombre de importancia capital en su época.

Ya en la medicina moderna, el despertar del interés de los investigadores por la microbiota intestinal llega de la mano del microbiólogo ruso Iliá Méchnkov (1845-1916), quien habló por primera vez, a finales del siglo XIX, de la existencia de un complejo ecosistema intestinal cuyo equilibrio tenía relación con el sistema inmunitario y con nuestra capacidad de defendernos frente a las infecciones.

Mucho hemos aprendido desde entonces, y a pesar de todo lo que sabemos que no sabemos, somos plenamente conscientes de la absoluta importancia del equilibrio de nuestras bacterias intestinales para mantener la salud y de todos los caminos por los que su desorden conduce a la enfermedad.

Tres maravillosas lecciones que te enseña la microbiota

En la naturaleza, la evolución de los seres vivos como especie y la supervivencia individual a lo largo de la historia se ha basado en la teoría evolutiva o teoría del más fuerte. Esta es una estructura de desarrollo muy competitiva en la que los débiles se van perdiendo y los fuertes sobreviven. Es una eficaz forma de mejorar la raza.

En principio se pensó que la microbiota era un ecosistema competitivo en el que los microbios más fuertes egoístamente consumían los recursos nutricionales, limitando la posibilidad de hacerlo al resto de los microorganismos. Bueno, pues hoy sabemos que no es así. Hoy sabemos que la microbiota en este aspecto nos da la primera gran lección de solidaridad. Te explico: la supervivencia de la microbiota como ecosistema se basa en la cooperación y, como en otros grupos sociales, los fuertes apoyan a los débiles, porque en la comunidad microbiana se considera que todos son importantes para la supervivencia global.

¿Cómo lo hacen?
Compartiendo sus genes.

A diferencia de las células humanas, en las que las cadenas de ADN con toda la información genética está bien guardada en el núcleo celular —células eucariotas—, en las bacterias, como no tienen núcleo —célula procariota—, su ADN está libre dentro de la célula. De esta forma es muy fácil la transferencia de genes entre ellas. Este es el camino, las más fuertes o con una carga genética más grande transfieren genes a las que menos tienen para que estas puedan completar su actividad y función. Podemos decir que las bacterias tienen establecido un sistema de cooperación desinteresada por el bien mayor de la totalidad del grupo.

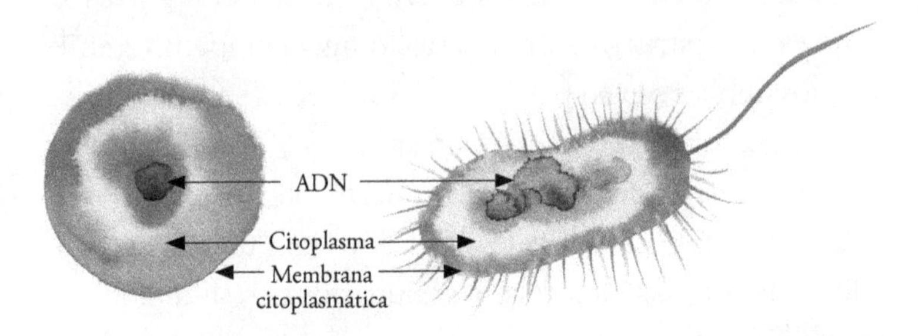

La célula eucariota tiene el ADN en un núcleo bien definido, rodeado de una membrana nuclear. Las bacterias son células procariotas cuyo ADN está disperso en el citoplasma, no tienen núcleo.

Entre todos, el mantenimiento del equilibrio permite a los microorganismos estabilizadores más beneficiosos impedir el sobrecrecimiento de los potencialmente dañinos o patógenos facultativos, siendo imprescindible su trabajo y actividad como «batallón de ayudantes», cuya generosa actividad siempre beneficia al resto.

1.ª LECCIÓN: LA SOLIDARIDAD

Las bacterias cooperan e interactúan de muchas maneras, tanto para adaptarse al entorno como para optimizar su supervivencia. Ya hemos hecho referencia a la capacidad que tienen de compartir información genética; pues, además, son capaces de sintetizar unas moléculas o sustancias que sirven como nutrientes o factores de crecimiento, poniéndolas a disposición del resto del grupo. También producen otras como los enzimas, que son capaces de destruir o degradar elementos tóxicos o dañinos, protegiendo así a toda la colonia.

El gran mundo microbiano de la tripa no solo está formado por cientos de especies microbianas, también tenemos allí los cientos de metabolitos que se producen y consumen, a través de los cuales los microbios intestinales interactúan entre ellos y con nosotros. En su globalidad, la microbiota como ecosistema realiza actividades esencialmente diferentes y superiores que van más allá de las que realizan sus miembros de modo individual.

Podemos pensar en los miembros de la microbiota intestinal como trabajadores de una «cadena de suministros» en la que los microorganismos «inferiores» se benefician de las sustancias o productos metabólicos sintetizados por los más «fuertes y superiores». Técnicamente, este sistema de interacción y apoyo funcional se llama *cross-feeding*. Podemos decir que los mecanismos de *cross-feeding* o alimentación cruzada que se establecen entre las bacterias cumplen una máxima solidaria: ¡¡COMPARTIR ES VIVIR!!

2.ª LECCIÓN: EL DIÁLOGO CONSTRUCTIVO

Además del *cross-feeding*, hay otro concepto que necesitamos explicar ahora para entender el funcionamiento y equilibrio del ecosistema intestinal: el *quorum sensing*.

¿Qué es el *quorum sensing*? Los microbios hablan entre ellos continuamente. Se comunican produciendo sustancias o moléculas de señalización, llamadas autoinductores, que, a modo de palabras, les permite dialogar y compartir una valiosa información necesaria para conocer su distribución y actividad, determinar cuántas son y reconocer qué está pasando en su entorno. Podemos decir que de esta forma las bacterias establecen sus propias redes sociales de conexión y comunicación. Gracias a esta capacidad de detectar el *quorum sensing* la microbiota puede identificarse como grupo y reconocer el medio en el que vive, compartiendo en tiempo real la información de si todo va bien o de si hay alguna circunstancia frente a la que haya que reaccionar o defenderse.

Al igual que el idioma de los seres humanos, estas señales o «palabras» varían dependiendo de las especies microbianas. Algunas especies bacterianas pueden interpretar muchas señales diferentes, mientras que otras responden a unas pocas seleccionadas.

La capacidad de detección del *quorum sensing* permite aunar fuerzas, por ejemplo, para defenderse frente a una agresión. Una de las formas más eficaces de hacerlo es coordinar el ataque frente a lo que pueda hacernos daño, iniciando todos al mismo tiempo la producción de sustancias o metabolitos defensivos. Otra manera de protección y defensa que facilita esta comunicación microbiana es la de agruparse formando una estructura que resiste eficazmente las agresiones o efectos adversos del entorno; es lo que se conoce como *biofilms*.

Este rápido sistema de comunicación posibilita cambiar el comportamiento de la microbiota como grupo, adaptándose a las circunstancias favorables o desfavorables de su entorno, con mayor eficacia al hacerlo conjuntamente que si cada microorganismo lo hiciera de manera individual. Comprender el impacto de las redes sociales bacterianas nos permitirá desarrollar nuevas estrategias terapéuticas para controlar muchos trastornos intestinales.

3.ª LECCIÓN: EL EQUILIBRIO

Comprender cómo y por qué cooperan las especies microbianas es crucial para ayudar a mantener una gestión exitosa de su actividad y asegurar la supervivencia global de la comunidad. Las bacterias están en equilibrio entre ellas y han de estarlo con nosotros.

Como médico, para poder tratar correctamente a un paciente primero tengo que entender qué le pasa y por qué, eso me permite hacer el diagnóstico. Con el paso de los años he ido evolucionando el planteamiento de esta obviedad profesional, al tiempo que he ido comprendiendo que la estabilidad y el buen funcionamiento de la microbiota dependen de muchos más factores que la estabilidad de los propios «bichillos» que viven en nuestra tripa. Es en este punto donde finalizar este primer capítulo hablando de la homeostasis intestinal se hace imprescindible.

¿QUÉ ES LA HOMEOSTASIS INTESTINAL?

Es esencial entender la importancia de la homeostasis e incorporar este concepto a nuestro conocimiento de la actividad de la microbiota. Homeostasis es un término que hace referencia a equilibrio. Es el conjunto de fenómenos que contribuyen a la autorregulación y mantienen estable la composición, actividad y propiedades del mundo intestinal.

Lo que actualmente conocemos de la microbiota ha desbancado la teoría clásica que asocia un microorganismo a una enfermedad. Hoy sabemos que el origen de los desórdenes de la microbiota está asociado a una cascada de múltiples circunstancias relacionadas con la pérdida de estabilidad o desorganización del conjunto en su globalidad, no de un solo microorganismo, de ahí el interés del equilibrio u homeostasis.

La continua interacción de las bacterias/virus/fagos/parásitos/etc., entre sí y su conexión con nuestras células asegura un sólido estado de salud o favorece desórdenes que pueden ser de todo tipo: inmunológicos, endocrinos, neurológicos, metabólicos, etc.

Para que todo funcione bien en el intestino, por supuesto la microbiota es muy importante; sin embargo, ya verás a lo largo del libro cómo iremos hablando de todo lo que de una forma u otra tiene que ver o asegura esta homeostasis intestinal.

Homeostasis intestinal es salud intestinal y salud general del cuerpo humano.

La relación entre las bacterias es de gran complejidad biológica. No debemos cansarnos de investigar, ya que su conocimiento nos ayuda tanto a predecir cómo puede comportarse cada microorganismo como a favorecer y potenciar la cooperación microbiana más beneficiosa del grupo, evitando al mismo tiempo la actividad e intervención de los más dañinos. ¿Verdad que es un bonito horizonte?

Conexión microbiana con los cinco sentidos

El intestino está involucrado y conectado con los cinco sentidos. Esta conexión está asociada, desde el sonido al masticar determinados alimentos y la sensación de la digestión hasta la respuesta física al olor, el sabor o la vista que nos aportan ciertas experiencias culinarias. Como tal, su enfoque sensorial requiere conexión con el aspecto más físico y lo consigue de diferentes formas.

La microbiota y muchas de las sustancias que produce nos permiten multiplicar la conexión con los sentidos, siendo de especial relevancia su interacción con el sabor y el olor.

El sabor

Los seres humanos, como omnívoros que nos alimentamos tanto de vegetales como de otros animales, componemos nuestra dieta con una variedad de alimentos muy amplia o deberíamos. Más allá de los gustos y de sensaciones básicas como la atracción por el dulce y evitar el sabor amargo, nuestra percepción y conocimiento dietético innato es muy limitado. Es por ello que a lo largo de la vida vamos aprendiendo a preferir los alimentos en función de sus sabores y posiblemente de sus efectos, una vez ingeridos.

Te has preguntado por qué comemos lo que comemos, cómo detecta el intestino los nutrientes ingeridos y cómo le indica el intestino al cerebro la actividad y recompensa asociada a la ingesta de determinados nutrientes. La respuesta la encontramos en la conexión continua y en tiempo real que tiene el intestino con el cerebro.

Algunos de los mecanismos implicados en la conexión intestino-cerebro que determinan la elección de nuestros alimentos preferidos
1. Somos conscientes de los alimentos que comemos por señales visuales, olfativas y gustativas, a veces también táctiles. Somos capaces de guardar la información percibida y de evocar una asociación con recuerdos anteriores, si ya hemos comido ese alimento previamente, rememorando si fue o no agradable hacerlo.
2. Los alimentos que se consideran seguros o beneficiosos proporcionan señales nutricionales positivas que el sistema nervioso procesa, eligiéndolos y haciendo que los prefiramos en vez de otros.
3. La selección de los alimentos está modulada por nuestro estado nutricional, que somos capaces de monitorizar gracias a un sensor metabólico —localizado en el cerebro, concretamente en el hipotálamo—. Esta es la razón por la que no es recomendable ir a hacer la compra si tenemos hambre.
4. Una vez elegido e ingerido, el alimento provoca gran cantidad de señales de interacción que el aparato digestivo produce y el cerebro recibe, utilizándolas, por ejemplo, para seguir comiendo —hambre— o para dejar de comer —saciedad—.

Siempre que comemos un alimento la información asociada a las señales que capta el intestino y que recibe y procesa el cerebro nos permite actualizar los recuerdos vinculados a esa comida. Por eso, decir que un alimento no nos gusta no debería de ser para siempre. Nuestro sabio y maravilloso cuerpo nos permite asociar sensaciones y generar recuerdos nuevos cada vez que comemos, porque cada vez tenemos la oportunidad de cambiar la percepción de esa comida y que empiece a gustarnos a partir de ese momento elaborando nuevos recuerdos agradables asociados.

Estemos siempre abiertos a evolucionar los «no me gusta».

¿Cómo funciona con detalle este proceso? En el intestino tenemos muchos y diferentes sensores o receptores con capacidad de captar información de los alimentos que comemos, transmitiéndola a determinadas áreas de recompensa del cerebro que la procesan. Gracias a ello podemos establecer tanto nuestras preferencias de sabor —dulce, ácido u otras— como determinar cuál es nuestro estado metabólico y nutricional.

Este es un proceso afinado y preciso, pero ¡cuidado!, la alimentación ultraprocesada e industrializada supone una trampa para el sistema de elección de nutrientes. Los alimentos ricos en azúcares refinados, grasas saturadas y muchos aditivos alimentarios confunden a los receptores intestinales, bloqueando la sensación de saciedad, promoviendo su selección y prefiriendo su consumo al de nutrientes reales. La ingesta de estos alimentos trampa implica una alteración de la homeostasis intestinal porque promueve desórdenes de microbiota y estados proinflamatorios intestinales.

El olor

La microbiota intestinal, entre otros factores, determina nuestro olor y facilita la comunicación. Esto es llamativo e importante en algunos animales. En el caso de las abejas, cada panal tiene un aroma único que estos insectos utilizan para reconocerse. Ser capaz de distinguir a las compañeras de colmena de los invasores es absolutamente crítico. Sin esta capacidad, serían vulnerables a los parásitos y a otras abejas que buscan robar la miel. Por lo tanto, la entrada y bienvenida se permite en función del olor. El olor de cada colmena es, pues, único y viene determinado porque comparten la microbiota intestinal, que, además, las cambia fisiológicamente y controla sus complicados comportamientos sociales.

Los seres humanos también nos reconocemos y recordamos por el olor. Para explicar esta delicada sutileza me gustaría explicarte el concepto de holobionte. La palabra proviene de los términos griegos *holo,* que significa 'todo', y *bios* que significa 'ser vivo'. Holobionte es la visión del ser vivo como un todo, formado por la asociación de un animal o planta, con los microorganismos que lo colonizan y componen su microbiota. Nosotros, un cuerpo colonizado por microbiota, somos un ejemplo perfecto de holobiontes y, como tales, nuestro olor corporal y otras señales químicas innatas de reconocimiento se deben a la interacción de las células con nuestros microbios, siendo los desórdenes de microbiota una de las causas que altera el olor corporal.

Cuando hacemos la historia clínica, muchos pacientes refieren tener un olor corporal «fuerte». Después, a lo largo del tratamiento, cuando vamos recuperando la normalidad de la microbiota, perciben con claridad la recuperación de un olor por el que se reconocen.

Recuerdo el caso de Pepe, de cuarenta y tres años, que en el contexto de un cuadro de síntomas principalmente digestivos contaba cómo con el tiempo había ido cambiando su olor corporal.

—Cuando estoy muy cansado y hago deporte el sudor huele a amoniaco, a veces incluso el aliento.

Su desorden microbiano intestinal tenía un gran crecimiento de bacterias productoras de amoniaco y otras sustancias tóxicas. Aunque el hígado en circunstancias normales las neutraliza sin problema, con el tiempo este va perdiendo su eficacia detoxificadora y estos tóxicos necesitan otros órganos para eliminarse. Ahí entran la piel, los pulmones y los riñones, en esos momentos podemos identificar el «olor a amoniaco» en el sudor, el aliento e incluso en la orina.

Haciendo una dieta antiinflamatoria rica en fibra de calidad y usando diferentes tipos de probióticos y prebióticos, recuperamos la normalidad de su microbiota. Uno de los síntomas que más agradeció este paciente fue volver a su olor «de siempre», dejando atrás el penetrante olor acre, intenso y desagradable del amoniaco.

A la vista de esta conexión entre la microbiota y el olor, ¿no te parece razonable pensar que el «aroma de familia» también está determinado por la microbiota? Me gusta creer que cuidar nuestra microbiota y la de los nuestros, además de asegurar la salud, al igual que las abejas de un mismo panal, también contribuye a reconocernos y a mantener la familia unida.

Apuntes del micromundo intestinal

- Somos tan microbianos como humanos, o más.
- No hay un único patrón universal de microbiota sana; hoy sabemos que hay muchos.
- A pesar de la diversidad en la composición de la microbiota en cada uno de nosotros, sí hay una uniformidad en su actividad y funciones.
- Aunque principalmente la microbiota está formada por bacterias, en el mundo microbiano intestinal normal también hay virus, fagos, hongos, levaduras, protozoos y arqueas.

- La microbiota es un ecosistema solidario, resiliente, resistente y estable en el tiempo.

- La microbiota ha desarrollado un afinado y eficaz sistema de comunicación para hablar entre ellos y poder hacerlo con nosotros. Sí, ¡la microbiota nos da «órdenes»!, que para bien y para mal siempre obedecemos.

- Los cinco sentidos están conectados de muchas formas con la microbiota.

2

MICROBIOTA Y SALUD: FÍSICA, PSÍQUICA Y AFECTIVA

Cuerpo y microbiota son una poderosa unidad que asegura la salud y es centinela de nuestra felicidad.

Todos somos uno.
HERÁCLITO DE ÉFESO

Seguro que nunca Heráclito imaginó lo versátil que podía ser su afirmación respecto a la trascendencia del concepto y significado del término 'todos'.

Dado que vamos a hablar de salud, es el momento de matizar el concepto. Salud, más allá de la ausencia de enfermedad, es el bienestar físico, mental y social de un individuo.

La salud no debemos entenderla como un estado único, es un continuo devenir a lo largo del cual transcurren picos y valles, con eventos más dramáticos y otros plenamente satisfactorios. En estas idas y venidas de la vida la microbiota no es una pasiva espectadora, es una actriz que actúa e interactúa con nosotros en todo momento.

En un escenario de no salud, aparece la enfermedad. Son innumerables las circunstancias que la determinan. La microbiota es un común denominador que interviene en muchas de ellas. Empecemos hablando del momento en el que todo se inicia.

Los primeros mil días, donde todo empieza

¿Cómo y cuándo llega la microbiota al intestino? Hace años pensábamos que la llegada de microorganismos se producía en el momento del parto. Hoy sabemos que ya dentro del útero materno los bebés comienzan a estar en contacto con bacterias que formarán parte de su microbiota intestinal más adelante.

En el establecimiento de la microbiota intestinal son esenciales los primeros mil días de vida, que van desde la concepción hasta los dos años. Todo lo que ocurre en esta ventana de tiempo interfiere con la colonización microbiana, asegurando su normal desarrollo o pudiendo alterarla, con consecuencias negativas para la salud, tanto en la infancia, como a lo largo de la vida.

Antes de nacer

La microbiota de la madre desempeña un papel clave en la construcción de la microbiota del bebé. Ya antes de nacer, bacterias de la boca, del intestino y de la vagina de la madre llegan al feto a través de la placenta.

Antes pensábamos que el ambiente intrauterino era estéril, pero hoy sabemos que no es así. Un hecho que lo confirma es la primera deposición del bebé, llamada meconio, cuyo estudio confirma la presencia de una microbiota diversa.

El crecimiento y desarrollo del feto durante el embarazo están condicionados por el ambiente intrauterino y por la actividad de la placenta, que es la comunicación materno-fetal activa en este periodo de la vida.

La edad gestacional, cuya normalidad se establece entre las treinta y ocho y las cuarenta y dos semanas de embarazo, es muy importante para asegurar el desarrollo del cerebro y para la madurez de la pared intestinal en el momento del nacimiento. Ambos son imprescindibles para posibilitar la normal colonización microbiana y asegurar la actividad normal del eje intestino-cerebro.

Los bebés muy prematuros o con muy bajo peso al nacer tienen un mayor riesgo de alteraciones en la colonización y estabilización de la microbiota intestinal. Quien haya sido prematuro o tenga un hijo prematuro que esté leyendo esto y «asustándose» lo hace gratuitamente. Hay que recordar que siempre y en cualquier momento de la vida podemos intervenir, trabajar y revertir una microbiota desordenada.

La importancia del parto

La primera gran colonización realmente ocurre en el momento del parto. La microbiota vaginal materna, formada sobre todo por *Lactobacillus,* desempeña un papel importante en los esbozos de la construcción de la microbiota del bebé y en la programación de cómo será su normal desarrollo y crecimiento.

Los partos por cesárea sientan las bases microbianas para la construcción de la microbiota, con bacterias de la piel de la madre, que son diferentes a las vaginales, y cuando llegan a un intestino del bebé aún algo inmaduro se comportan como más proinflamatorias.

Las diferencias en la casilla de salida bacterianas que se establecen entre un parto vaginal ideal y una cesárea no siempre se mantienen en el tiempo. Muchas veces los niños nacidos por cesárea, cuya microbiota de inicio es «peor», se recolonizan adecuadamente más adelante, sin que se mantenga la alteración original. Cuando esto no ocurre, siempre podemos ayudar aportando los probióticos adecuados que ayudarán a la ordenación adecuada del ecosistema intestinal.

Lactancia, esencial y determinante

La finalidad inicial de la colonización microbiana va enfocada a extraer nutrientes que apoyen el desarrollo del cerebro, la maduración del intestino y el normal funcionamiento del resto de órganos del cuerpo del bebé. Es en este momento donde se establece una tremenda diferencia entre la riqueza y diversidad de la microbiota de los lactantes amamantados y los bebés alimentados con leche de fórmula.

La microbiota en las primeras semanas de vida se enriquece principalmente por unas sustancias que contiene la leche humana, los oligosacáridos, que aseguran el crecimiento saludable y la diversidad de bacterias.

Se estima que entre el 25 y el 30 % de la microbiota del recién nacido proviene de la leche materna.

Recuerdo el caso de María Dolores, una niña preciosa de cinco meses diagnosticada en su hospital de un cuadro inflamatorio intestinal inespecífico idiopático.

Presentaba moco y sangre en heces. El peso estaba un poco por debajo de la media y la talla era normal; la piel también era normal sin dermatitis ni costra láctea. Los ritmos de sueño estaban alterados.

—Duerme muy poco para ser tan pequeña, está siempre inquieta y llora todo el tiempo —me dijeron los padres.

Los días que estaba peor y más intranquila era cuando en las heces había moco y hebras de sangre.

Su alimentación en aquel momento era lactancia materna exclusiva, por lo que en este caso a quien traté en profundidad fue a la madre, en la que descubrí que tenía una disbiosis muy importante. La niña solo necesitó un apoyo con probióticos estabilizadores.

Es fundamental recordar siempre y sin duda la trascendencia de la leche materna para la construcción de la microbiota del bebé.

Esto es para bien, pero en algunos casos puede ser el vehículo de marcadores proinflamatorios dependientes del desorden de la microbiota de la madre. Siempre podemos tratar a los bebés a través de la madre si se está haciendo lactancia materna exclusiva.

El establecimiento de la microbiota es esencial para asegurar su actividad metabólica de barrera frente a infecciones y el normal funcionamiento del sistema inmune.

El desarrollo del cerebro y del sistema nervioso entérico, el que tenemos en el intestino, van de la mano y se establecen paralelamente al principio de la vida, condicionados por multitud de factores:

— Internos, como la genética.
— Externos, como el tipo de lactancia, el medioambiente, la exposición a antibióticos u otros fármacos y factores maternos como infecciones, estrés, la obesidad, etc.

Los procesos fundamentales del neurodesarrollo dependen del normal desarrollo y composición de la microbiota. En el cerebro, las bacterias condicionan el crecimiento normal de nuevas neuronas o neurogénesis, su puesta en marcha y activación por el proceso de mielinización y la activación de las células cerebrales con actividad inmunitaria, la microglía.

Hasta los cuatro o cinco años, el ecosistema intestinal va ganando estabilidad, diversidad y madurez, considerándose a partir de ese momento una microbiota adulta que permanecerá estable, pero no inamovible, hasta que llegue el momento de envejecer.

En los primeros mil días se desarrolla el 75 % del cerebro y se consolida la actividad y comunicación del eje intestino-cerebro. Esto ocurre al mismo tiempo y de la mano con el proceso de maduración de la microbiota por su capacidad de aportar energía y nutrientes.

Todo este desarrollo paralelo de microbiota y cerebro moldea la personalidad, comportamiento, capacidad de socializar, tolerancia al estrés, desarrollo cognitivo, intelectual y, por supuesto, condiciona nuestras emociones.

Es habitual que acudan a consulta padres «angustiados» de niños nacidos por cesárea, sin lactancia materna y que han tomado antibióticos u otros fármacos en los primeros días o semanas de vida, con el miedo al impacto que esta circunstancia pudiera tener sobre la salud y la microbiota. Si hay síntomas, se tratan; si no, no es necesario intervenir. Estas condiciones de inicio, si bien no son las ideales, no siempre suponen un problema. Este fue el caso de Juan.

Juan tenía año y medio cuando sus padres lo trajeron a consulta con un problema inespecífico en la piel y episodios esporádicos de diarrea.

El niño tenía «compradas todas las papeletas» para tener una disbiosis, y así era, solo que no la tenía. Su microbiota era razonablemente normal.

Unos buenos hábitos de alimentación, vida rural, mascotas en casa o tener más hermanos, no sé qué fue, pero seguro que todo contribuyó a que su situación microbiana fuera buena.

El ecosistema intestinal es una máquina viva muy especializada y precisa. Si algo va mal, tiene recursos para recomponerse y estabilizarse, y así en muchas ocasiones. Recuerda que no hay que tratar a la microbiota si no es necesario, pero sí hay que estar atentos a mantenerla saludable con la dieta, los hábitos del sueño, el ejercicio, etc.

LA GENÉTICA ES LA PARTITURA QUE LA MICROBIOTA INTERPRETA

Todos hemos oído hablar de ellos en una u otra circunstancia, ¿pero sabemos qué son los genes? Los genes son las unidades de almacenamiento de la información de la herencia recibida de nuestros padres, que determinan la constitución y el funcionamiento de cada persona.

Los seres humanos almacenamos los genes en cadenas de ADN que están en el núcleo de las células. Los genes se transmiten a partes iguales de los padres y las madres a los hijos.

Esta información define tanto el color del pelo o de los ojos como el funcionamiento de determinadas rutas metabólicas del hígado.

Con respecto a las enfermedades, tener una genética positiva familiar, por ejemplo, al cáncer de colon, no implica necesariamente que los miembros de esa familia vayan a padecer cáncer. La genética positiva solo indica mayor predisposición a sufrir una determinada patología y es en este punto donde en consulta los pacientes siempre preguntan. ¿Puedo hacer algo para evitar que estos genes se expresen? ¿Qué puedo hacer para impedir que se desarrollen las enfermedades que codifican los genes?

Para responder a esa cuestión es el momento de contarte cuál es la interacción entre la microbiota y nuestros genes, explicando qué es la epigenética.

La epigenética hace referencia al conjunto de mecanismos y situaciones ambientales o del entorno que regulan la expresión de los genes, sin modificarlos.

La microbiota es un factor importante a la hora de modular la expresión de los genes; podemos decir que es un determinante epigenético muy poderoso. Para tener claro el escenario completo de interacción genes-microbiota, es fundamental recordar la influencia que tienen la dieta, el ejercicio y el control de estrés sobre los microorganismos, así como la capacidad de estos de producir sustancias o moléculas de señalización e interactuar con el sistema nervioso.

Con todo esto vamos viendo que la microbiota intestinal contribuye en la aparición de enfermedades humanas, no solo desde el punto de vista infeccioso o microbiano en sí mismo, sino por su capacidad de producir sustancias o metabolitos que modulan la expresión de nuestros genes y contribuyen a la salud. De todos ellos, probablemente los más estudiados son los neurotransmisores y los ácidos grasos de cadena corta.

Los neurotransmisores son poderosas sustancias que determinan la expresión de los genes. Se pueden producir en el cerebro y también en el intestino, señalizados por la microbiota.

La genética es la partitura en la que está escrita nuestra herencia y predisposición vital y la microbiota es quien interpreta esa partitura.
Si está equilibrada y funcionando correctamente, la música será maravillosa y estaremos en un escenario de salud. Si por el contrario nuestra microbiota está desordenada, eso alterará la interpretación de la partitura genética y contribuirá a generar enfermedades.

Entendido esto, debemos ir un poco más allá en el contexto de la relación estrecha y bidireccional que tenemos establecida entre nuestros genes y la microbiota. También es relevante decir que las células de la pared intestinal secretan multitud de pequeñas partículas con información genética (microARN) que entran dentro de los microbios, afectando a su crecimiento y pudiendo alterar la estructura y diversidad microbianas.

Tenemos claro, pues, que la genética se expresa de una forma u otra dependiendo de la microbiota y que los genes también tienen cierta actividad sobre la microbiota. A efectos prácticos, ¿en qué se traduce todo esto?

La interacción bidireccional entre los genes y la microbiota está implicada en la promoción de la salud y prevención de la enfermedad de diferentes formas
1. El mantenimiento del normal funcionamiento de la actividad intestinal y del equilibrio funcional del resto del cuerpo.
2. La maduración de las células que forman la pared intestinal.

3. La prevención del desarrollo de la inflamación; esto es fundamental en las enfermedades inflamatorias intestinales.
4. Protección frente al desarrollo de determinados tumores.
5. Regulación del metabolismo; esto es importante en las enfermedades metabólicas, por ejemplo, la obesidad.

Los seres humanos tenemos una gran variedad de peculiaridades que nos permiten ir adaptándonos y que, al igual que la distribución de la microbiota, es diferente de unas personas a otras, de acuerdo a variables como la situación geográfica. Por ejemplo, la persistencia en los adultos de la lactasa, el enzima que nos permite digerir la lactosa, es una característica genética que algunas poblaciones europeas mantienen, pero otras han perdido. Las que carecen del gen que codifica la producción de lactasa, la digestión de este azúcar de la leche, la lactosa, depende de la microbiota.

A medida que las poblaciones de seres humanos se extendieron por todo el mundo se fueron adaptando genéticamente a las condiciones de entorno locales. También lo hicieron las comunidades de microorganismos residentes que todo el mundo lleva consigo. Este es un interesante planteamiento y enfoque que nos ayuda a entender nuestra interacción y evolución mutua.

La microbiota y los mamíferos somos el resultado de la coevolución.

La recíproca relación entre los genes y la microbiota nos acompaña a lo largo de la vida, siendo sin duda un gran aliado para la salud. Entonces, ¿tenemos opciones sobre la expresión de los genes que nos predisponen a algunas enfermedades? Pues sí, tenemos bastantes opciones y la mayoría de ellas pasan por mantener la microbiota sana.

Para ello, vamos a insistir una y otra vez en la importancia de la dieta y un estilo de vida saludables, así como en la práctica de ejercicio como una rutina diaria. Por último, y no menos importante, mantengamos una vida socialmente activa y afectivamente satisfactoria. También hay que evitar el contacto con tóxicos y ajustar muy bien la toma de antibióticos, que pueden hacer daño a la microbiota, mermando su capacidad de producir ácidos grasos de cadena corta, neurotransmisores, etc., y aumentando la posibilidad de que se produzcan moléculas proinflamatorias.

Si ya se ha establecido el desorden, para recuperar la estabilidad del ecosistema intestinal es de gran valor terapéutico el aporte adicional de probióticos y prebióticos, que siempre recomiendo tomar bajo supervisión profesional.

La microbiota habla y el cuerpo escucha... y obedece

Los millones de microorganismos que viven en el intestino están en contacto y comunicación permanente con nuestras células, estableciendo con ellas una íntima, compleja y dinámica relación que condiciona y asegura el correcto funcionamiento tanto del aparato digestivo como de otros órganos y tejidos extraintestinales, entre los que por supuesto está el sistema nervioso. Hablemos un poco de él.

El sistema nervioso. ¿Qué es? ¿Sabes cuántos hay?

Cuando hablamos del sistema nervioso, habitualmente hacemos referencia al sistema nervioso central, al cerebro. Pero hay más sistemas nerviosos ubicados en otros sitios del cuerpo. Para entender su actividad y conexión es necesario explicar que el sistema nervioso está formado principalmente por un tipo de células que se llaman neuronas.

La neurona es la principal célula del sistema nervioso. Tiene la capacidad de producir y transmitir los impulsos nerviosos. Su función primordial es procesar toda la información necesaria para seguir vivos. Sí, así de importantes son. El alcance de su actividad abarca desde mover voluntariamente un músculo, asegurar el latido cardíaco o percibir todo tipo de sentimientos, alegría, tristeza, euforia o miedo. Las neuronas, a modo de cadenas de conexión de alta velocidad, reciben y transmiten la información de unas a otras en forma de señales eléctricas y mediante unas moléculas químicas llamadas neurotransmisores. A lo largo del libro hablaremos mucho de ellos porque dependiendo de que unos u otros suban o bajen, vamos a sentirnos contentos, tristes o con miedo, van a condicionar cómo dormimos, la capacidad que tenemos de procesar la información y de aprender o cómo manejamos el estrés.

Bueno, pues tenemos neuronas activas y funcionando en todo momento, en la cabeza, en la médula espinal y en el intestino. El sistema nervioso central está formado por el cerebro y por la médula espinal y las neuronas localizadas en el intestino forman el llamado sistema nervioso entérico. Ambas estructuras neurológicas, sistema nervioso central y entérico, están conectadas bidireccionalmente entre sí y juntas son el centro de procesamiento principal de información y control de todas las funciones del cuerpo.

El sistema nervioso entérico, el que tenemos en la tripa, popularmente es conocido como el segundo cerebro, muchas veces pienso que es el primero. Este segundo cerebro intestinal es responsable del buen funcionamiento del aparato digestivo y está implicado en nuestras emociones. Su actividad es fundamental, por ejemplo, para regular el movimiento del intestino —peristaltismo—, para asegurar la producción de enzimas digestivos; es el responsable de percibir síntomas como el dolor de barriga o la angustia y estimula la síntesis de neurotransmisores.

¿Qué pinta la microbiota en esta historia?

Los microbios intestinales son responsables del funcionamiento correcto del sistema nervioso entérico y viceversa, al tiempo que mantienen una estrecha conexión y diálogo con el sistema nervioso central, estando el desorden de esta interacción íntimamente implicado en el desarrollo tanto en enfermedades neurológicas y psiquiátricas, como en multitud de trastornos de naturaleza afectiva.

Las señales eléctricas y las moléculas químicas que producen las neuronas intestinales aseguran la supervivencia de la microbiota de diferentes formas. Por ejemplo, regulan el flujo de nutrientes en el aparato digestivo, asegurando su disponibilidad tanto para la microbiota como para las células del propio intestino. A su vez, algunas de las sustancias que produce la microbiota, como los ácidos grasos de cadena corta y los neurotransmisores, interactúan con el sistema nervioso permitiendo estabilizar su actividad y, por ejemplo, modular su inflamación —neuroinflamación—. Es por ello que equilibrar la concentración de los neurotransmisores es una eficaz forma de protegernos frente a la neuroinflamación, que si se mantiene en el tiempo, contribuye a la neurodegeneración.

La microbiota habla y nuestro/s sistema/s nervioso/s escucha/n.

Las múltiples vías de comunicación del eje intestino-cerebro, moduladas por la microbiota, indican que en efecto es cierta la afirmación de que «sentimos con la tripa» o «mi intestino me lo dice».

Charles Darwin llevaba un diario donde anotaba sus sentimientos y síntomas, a menudo describiendo y asociando sus problemas gastrointestinales con la ansiedad. En una de las cartas a sus asesores médicos cuenta cómo el «nerviosismo» cuando su esposa Emma se marchaba desencadenaba «vómitos intensamente ácidos, viscosos y a veces amargos». En la obra *La expresión de las emociones en el hombre y los animales* (1872) también escribió: «La manera en que las secreciones del tubo digestivo y algunos otros órganos [...] se ven afectadas por emociones fuertes, es otro ejemplo excelente de la acción directa del sensorio sobre estos órganos, independientemente de la voluntad o de cualquier hábito útil asociado».

Hay un término que utilizamos en medicina, denominado comorbilidad, que se puede aplicar aquí perfectamente porque hace referencia a la presencia de dos o más enfermedades al mismo tiempo, en una misma persona. En el contexto del eje intestino-cerebro hay una asociación clara entre los trastornos gastrointestinales y los desórdenes psicológicos o psiquiátricos.

Como médico, constato cada día en mis pacientes esta comorbilidad de los síntomas digestivos y mentales. Es habitual ver pacientes con síndrome de intestino irritable que están deprimidos, niños con trastornos del espectro autista que tienen problemas digestivos, personas con la enfermedad de Parkinson que son mucho más propensas al estreñimiento en los que observamos también un aumento en la prevalencia de la depresión, personas que toman antibióticos con el ánimo más caído, etc., siendo el desequilibrio de la microbiota el factor de desestabilización que subyace en todos estos escenarios. Esta asociación o comorbilidad neurológica-digestiva es tan fuerte que hay investigadores que se plantean si las enfermedades gastrointestinales son causa o consecuencia de la interacción continua y bidireccional entre el cerebro y el intestino.

Claudia era una chica de catorce años que la madre trajo a consulta por problemas digestivos. Era una niña inteligente, perfeccionista, con buenas notas en el colegio y autoexigente. Practicaba equitación y su buen nivel le permitía ir a alguna competición.

Tenía una alimentación completa y variada y buenos hábitos de sueño. El síntoma principal era dolor de barriga y a veces diarrea. En época de exámenes o momentos de muchos nervios le costaba dormir. Tenía un perfil de disbiosis poco importante.

Para el tratamiento, además de incrementar algo la ingesta de fibra de la dieta, solo necesitamos ajustar con probióticos específicos las bacterias de estabilización y reforzar la microbiota protagonista de la conexión del eje intestino-cerebro. Con ello mejoró el dolor y se estabilizó el problema de tránsito. La microbiota no cambia lo que somos, pero sí modula el impacto físico que puede tener todo lo que ocurre en nuestra vida y normaliza su influencia a nivel efectivo.

Iremos hablando de este mágico eje de conexión entre la microbiota, el intestino y el cerebro, apuntando cuáles son las «palabras» o sustancias producidas por la microbiota que permiten el establecimiento fluido y bidireccional de esta comunicación. Ya hemos comentado que los más importantes son los neurotransmisores y los ácidos grasos de cadena.

Sabiendo la importancia de la microbiota, el interés es entender el detalle de su vinculación con el cerebro y las emociones.

¿Cuál es la conexión y cómo hablan la microbiota y el cerebro?
1. Las sustancias que producen los microbios intestinales se absorben, pasan a la sangre y llegan directamente al cerebro.
2. La interacción entre los microbios, las sustancias que producen y las células del epitelio intestinal estimula el nervio vago, que conecta el intestino directamente con el cerebro.

3. Los microbios intestinales interactúan con las células inmunitarias, modulando la inflamación local y en otros sitios del cuerpo, pudiendo afectar el cerebro.
4. Los microbios activan las células enteroendocrinas alojadas en el epitelio intestinal para que produzcan hormonas que envían a todo el cuerpo.
5. Los microbios señalizan las neuronas del sistema nervioso entérico para estimular la síntesis de neurotransmisores.

Bacterias que condicionan lo que piensas y sientes, el psicobioma

¿A veces estás de buen humor sin saber por qué? ¿A veces estás triste sin motivo aparente? ¿Sabes por qué ocurre esto? Tu microbiota tiene la respuesta.

Las circunstancias externas de cada uno de nosotros, personales, familiares, laborales o sociales, influyen sin duda sobre cuál es nuestro estado de ánimo. Pero en ocasiones, en las mismas circunstancias de entorno y sin saber por qué, nos sentimos diferentes. Unos días más animados y otros más taciturnos, a veces resolvemos situaciones complicadas con habilidad y otras parece que nos desbordan; podría poner muchísimos ejemplos de esta balanza afectiva que parece que se desequilibra sin razón. Pues hay una razón y está en la microbiota.

En la tripa tenemos bacterias que producen sustancias o moléculas que actúan directamente sobre el sistema nervioso. El psicobioma es el grupo de microorganismos que modulan de manera específica la actividad neurológica y la comunicación del eje intestino-cerebro del que venimos hablando.

El psicobioma es el conjunto de bacterias intestinales cuya actividad «habla» de forma directa con el cerebro y con el sistema nervioso.

Los neurotransmisores que producen son las sustancias que a modo de palabras conectan el intestino y el cerebro, asegurando un diálogo e interacción que explica nuestras emociones y sentimientos.

¿SABES QUÉ BACTERIAS SON CAPACES DE HABLAR CON EL SISTEMA NERVIOSO Y QUÉ PALABRA/NEUROTRANSMISORES UTILIZAN EN ESTE DIÁLOGO?
— *Lactobacillus* produce GABA y acetilcolina. — *Bifidobacterium* y *Bacteroides* producen GABA. — *Enterococcus* produce serotonina. — *Streptococcus* produce serotonina. — *Escherichia* produce noradrenalina y serotonina. — *Bacillus* produce noradrenalina y dopamina. — *Saccharomyces* produce noradrenalina. — *Candida* produce serotonina.

Los neurotransmisores que producen cada una de las bacterias parecen una lista de palabras raras, ¿verdad? Los nombres son lo de menos, lo importante es que podemos traducirlos y explicar la actividad que cada uno de ellos tiene sobre las emociones:

— Serotonina, asegura la alegría y la felicidad.
— Dopamina, estimula la motivación y las ganas y está asociada al placer.
— GABA, nos da calma.
— Acetilcolina, controla la memoria y la actividad muscular.
— Adrenalina y noradrenalina, nos ponen en alerta para reaccionar frente a situaciones de peligro.

Poco a poco se va constatando la demostración de que lo que sentimos y pensamos está muy condicionado por las bacterias que tenemos en el intestino y cómo estas se relacionan con nosotros para conseguirlo.

Los animales que se crían en el laboratorio, libres de gérmenes y sin microbiota, tienen muchas alteraciones en su comportamiento, en el aprendizaje, en la tolerancia a situaciones estresantes, etc. El estudio de sus neurotransmisores y de la actividad de sus neuronas en estos animales es anormal, lo que justifica los desórdenes de su comportamiento. La maravillosa noticia asociada a este descubrimiento fue ver cómo estos animales, cuando se colonizaron con una microbiota normal, también normalizaron su comportamiento y el resto de habilidades psicológicas y cognitivas. La conclusión es sencilla. La actividad de la microbiota asegura la síntesis de neurotransmisores y la actividad neuronal, configurando un patrón de comportamiento normal.

Se estima que el 20 % de la población tiene algún trastorno del estado de ánimo, los más comunes son la ansiedad, la depresión, el trastorno bipolar, las distimias, etc. El estudio de la microbiota de estos pacientes, en comparación con individuos sanos, muestra que tienen:

- — Menor diversidad microbiana.
- — Disminución en las bacterias productoras de ácidos grasos de cadena corta como *Faecalibacterium*.
- — Aumento de bacterias proinflamatorias como *Enterobacteriaceae* y *Actinobacteria*.
- — Aumento de las bacterias implicadas en el metabolismo de los lípidos.

Cuando queramos tratar estas enfermedades psíquicas, los médicos debemos recordar que, además de la microbiota, también pueden estar implicados otros factores como son los genéticos y ambientales, la inflamación crónica no infecciosa, el estrés oxidativo, el desequilibrio de neurotransmisores, la señalización insuficiente por factores neurotróficos y diferentes anomalías neuroendocrinas.

De cualquier forma, el desarrollo de tratamientos probióticos «psicobióticos» se plantea como una prometedora alternativa a los fármacos psiquiátricos convencionales, evitando todos los efectos secundarios que estos presentan.

EJE MICROBIOTA-INTESTINO-CEREBRO, LA AUTOPISTA DE LOS SENTIMIENTOS

Voy a empezar contándote algo que es sumamente importante y que espero te haga reflexionar acerca de la potente conexión que existe entre el intestino y el cerebro.

Al principio de la vida de cada ser humano e inmediatamente después de que el espermatozoide fecunde al óvulo, dentro del útero materno empieza el desarrollo del cuerpo. Comienza siendo apenas unas pocas células madre pluripotenciales que se dividen y multiplican una y otra vez a toda velocidad, al tiempo que empiezan a diferenciarse. Esto da lugar a tres tipos de células distintas, las conocemos como estirpes celulares o capas germinales, denominadas ectodermo, mesodermo y endodermo, a partir de las cuales irán creciendo los diferentes órganos y tejidos, que bien ordenados anatómica y funcionalmente, darán forma al cuerpo humano.

Los órganos que derivan de cada una de estas estirpes o líneas celulares, por su origen común, están de alguna manera y toda la vida, conectados. Pues en el desarrollo fetal, el intestino deriva del endodermo y el sistema nervioso central del ectodermo. Pero también la boca, el ano, la mucosa del intestino y el sistema nervioso entérico derivan del ectodermo. Por ello, es fácil intuir que la íntima conexión del eje intestino-cerebro viene desde su origen común más primario.

Cuando nacemos la implantación de la microbiota intestinal se incorpora a esta conexión, facilitando el diálogo entre el intestino y el cerebro a todos los niveles, contribuyendo a construir, entre otras muchas cosas, el desarrollo de la personalidad.

Aunque algunos pequeños mecanismos moleculares siguen siendo esquivos, está más que demostrada la implicación de la microbiota en la modulación del comportamiento, la toma de decisiones o la memoria y en procesos cerebrales, como la percepción del dolor, la capacidad de respuesta al estrés, la conexión neuronal o la bioquímica cerebral. Se trata del eje microbiota-intestino-cerebro, del que de una forma u otra venimos hablando todo el tiempo. Es el momento ahora de explicar su actividad con detalle.

Hemos comentado que la conexión microbiota-cerebro es bidireccional:

— Microbiota-cerebro. Las bacterias modulan el desarrollo y actividad cerebral. Esta conexión influye en los estados de ánimo.
— Cerebro-microbiota. El cerebro interactúa con la microbiota por diferentes vías: inmunitarias, neuroendocrinas y a través del propio sistema nervioso. Esta conexión influye en la motilidad y peristaltismo, las secreciones y la actividad inmunitaria local.

Hablemos un poco de los principales canales de conexión:

— Vía inmunitaria, sistema inmune intestinal. La microbiota es un entrenador imprescindible para el desarrollo y actividad del sistema inmunitario en el intestino. Una microbiota sana (eubiótica) favorece la producción local de anticuerpos protectores (inmunoglobulina A) y otras moléculas que modulan y estabilizan la inflamación. En esta situación la señal afectiva es perfecta. Una microbiota alterada (disbiótica), a través de otras sustancias (lipopolisacáridos, flagelinas, etc.) activan el sistema inmunitario y favorecen la inflamación, que a su vez altera la permeabilidad tanto de la barrera intestinal como de la barrera hematoencefálica, lo que favorece la neuroinflamación y alteración de todos los sentimientos.

— Vía neuroendocrina, metabolitos. Ya hemos comentado que la microbiota secreta neurotransmisores (GABA, serotonina, acetilcolina, dopamina, histamina, etc.). El 90 % de la serotonina que tenemos en el cuerpo se produce en el intestino y es la sustancia con más capacidad de actuar sobre el estado de ánimo y hacer que nos sintamos felices. La microbiota también produce otras sustancias como los ácidos grasos de cadena corta (acetato, propionato y butirato) que sirven para muchas cosas, en este contexto tienen capacidad de actuar sobre el sistema nervioso. El butirato, por ejemplo, se ha visto que tiene una actividad similar a algunos antidepresivos.
— Vía neural, sistema nervioso. Esta vía de comunicación entre el intestino y el cerebro se establece a través de nervios y estructuras nerviosas física y funcionalmente conectadas. Estos son el sistema nervioso entérico (el que tenemos en el intestino), los ganglios nerviosos paravertebrales (situados a lo largo de la columna vertebral), el sistema nervioso autónomo (nervio vago) y el sistema nervioso central (el que tenemos en la cabeza). El nervio vago, del que podríamos hablar un libro entero, es el más largo del cuerpo, conecta directamente intestino y cerebro, mandando señales tanto para mover el intestino (peristaltismo) como para controlar la ansiedad. Muchos estudios apuntan que la actividad de la microbiota sobre la función cerebral depende principalmente de la activación vagal, que también es antiinflamatoria.

¿Qué idioma hablan el intestino y el cerebro?

Ya hemos explicado las vías o canales de comunicación entre la microbiota/intestino y el cerebro, pero ¿qué idioma hablan?, ¿cuáles son las sustancias, que a modo de palabras, posibilitan este diálogo?

El Instituto Pasteur publicó en abril de 2022 una noticia explicando que la microbiota intestinal produce diferentes sustancias que desde el intestino y a través de la sangre alcanzan todo nuestro cuerpo, regulando entre otros la inmunidad y el metabolismo. Lo novedoso de esta investigación fue demostrar que por supuesto estas moléculas también llegan al sistema nervioso central donde posibilitan diferentes funciones cerebrales.

Las neuronas localizadas en el cerebro, concretamente en el hipotálamo, son capaces de detectar en segundos las variaciones en la actividad bacteriana y con ello pueden modificar, por ejemplo, el apetito, la sed, la temperatura corporal o la frecuencia cardíaca. ¿Y sabes lo más importante? Estas neuronas también son las encargadas de regular las emociones.

La clave está en la actividad de unos receptores localizados en dichas neuronas hipotalámicas. A ellos se acoplan las sustancias producidas por las bacterias, con una conexión o engranaje similar al acoplamiento entre una llave y su cerradura. Esta conexión es la que pone en marcha la actividad neuronal y con ello las señales que codifican, entre otras, la sensación de hambre o sed que hemos comentado, teniendo también impacto sobre cómo nos sentimos.

Hay un diálogo directo, continuo y en tiempo real entre la microbiota intestinal y el cerebro.

Este descubrimiento abre nuevos enfoques terapéuticos para abordar desde trastornos metabólicos hasta desórdenes afectivos.

¿Sabes cómo se llama al conjunto de sustancias activas o pequeñas moléculas producidas por la microbiota? El metaboloma. Hoy por hoy están identificados más de setecientos metabolitos en las heces y más de seiscientos circulando en sangre, que están producidos por la microbiota. Todos ellos tienen la capacidad de interactuar funcionalmente con nosotros, así que es fácil responder a la pregunta: ¿cómo no van a ser lo más importante?

De forma específica, las moléculas con capacidad de acción, señalización y diálogo con nuestro cuerpo son muchas y las principales en el contexto intestino-cerebro son los neurotransmisores, los ácidos grasos de cadena corta y los muropéptidos, que son componentes básicos de la pared celular de las bacterias.

Ácidos grasos de cadena corta

Ya hemos hecho referencia a algunos neurotransmisores y cuál es su actividad sobre nuestros sentimientos. Merece la pena hablar ahora un poco más despacio de los ácidos grasos de cadena corta, también llamados en la literatura científica SCFA, por sus siglas en inglés —*short chain fatty acids*—.

Son los principales actores en la interacción entre la dieta, la microbiota y la salud general del organismo. Los produce la microbiota intestinal en el proceso de digestión de la fibra que consumimos con la dieta, aunque por desgracia el estilo de alimentación rápido y «moderno» nos ha llevado a perderla en gran medida. La alimentación tradicional de nuestros mayores era más rica en carbohidratos de calidad que la nuestra, hablamos de cereales no procesados, ni refinados ni transgénicos —trigo verdadero, maíz, centeno, etc.—, de tubérculos —patata, boniato, yuca, etc.—, de legumbres, etc., siendo todos ellos importantes y saludables fuentes de fibra.

Esta fibra de calidad que consumimos a diario con la dieta, o deberíamos, tiene la particularidad de no poder ser digerida por el organismo porque este no tiene recursos para degradarla. Ninguno de los enzimas digestivos, ni los de la saliva, ni los del estómago, ni los pancreáticos, tampoco el ácido clorhídrico del estómago, ni las sales biliares hepáticas, ni nada, puede digerir la fibra. Esto significa que atraviesan la boca, el esófago, el estómago y el intestino delgado sin apenas sufrir cambios. Cuando llegan al intestino grueso, en su primer tramo, se encuentran con un tipo de bacterias intestinales que sí tienen capacidad de digerir y degradar la fibra, y fruto de esa digestión el intestino obtiene estos metabolitos tan beneficiosos para la salud y tan necesarios para mantener la homeostasis intestinal.

Los principales y más beneficiosos ácidos grasos de cadena corta que produce la microbiota son acetato, propionato y sobre todo butirato. ¿Por qué son tan importantes?:

— Aportan el 60-70 % de la energía que necesita el cuerpo cada día.
— Suponen el 90 % de los nutrientes de las células del epitelio intestinal, contribuyendo a su normal funcionamiento y permeabilidad.
— Sirven también de nutrientes para otros microorganismos de la microbiota.
— Estimulan la producción de la capa de mucus que tapiza y protege todo el epitelio intestinal.
— Suponen el 10 % del requerimiento calórico diario.
— Son reguladores inmunitarios, es especialmente relevante su capacidad de modular la inflamación.
— Regulan el normal tránsito intestinal, actuando sobre el peristaltismo.
— Estabilizan el pH intestinal.
— Son importantes para poder absorber de manera correcta en el intestino el sodio y el agua.
— Intervienen en la regulación de diferentes rutas metabólicas y endocrinas.
— Promueven la normal actividad del sistema nervioso, influyendo directamente en los factores de crecimiento y diferenciación de las neuronas, así como facilitando su comunicación.
— Contribuyen a la síntesis de serotonina y otros neurotransmisores.
— Modulan los procesos de envejecimiento celular.
— Son muy buenos señalizadores epigenéticos (¿te acuerdas que explicamos la epigenética, haciendo referencia a todos los factores con capacidad de activar o no, la información de nuestros genes?) y esta

señalización también es intraútero, por lo que contribuyen a prevenir en el bebé el desarrollo de algunas enfermedades, por ejemplo inmunitarias.

Los ácidos grasos de cadena corta son moléculas fundamentales para mantener la homeostasis intestinal y la salud general del organismo.

Su actividad beneficiosa la realizan activando diferentes receptores específicos, llamados GPR o GPCR, localizados en las células de la pared del intestino, llamadas enterocitos. Pero las bondades funcionales de los ácidos grasos de cadena corta van más allá del intestino. Una vez se producen, se absorben y difunden por todo el cuerpo, encontrando esos mismos receptores específicos necesarios para ejercer su acción, en células de otros órganos y tejidos, como el hígado, los músculos, el tejido adiposo, las células inmunitarias y las neuronas tanto intestinales como centrales. Esta circulación facilita gran cantidad de interacciones beneficiosas en todo el cuerpo.

La interacción específica de los ácidos grasos de cadena corta en el eje intestino-cerebro es múltiple. Tienen actividad directa sobre las neuronas y sobre el nervio vago —ese largo «cable de teléfono» que comunicaba directamente el cerebro con el intestino—, desempeñando un papel clave en la cognición, emociones y en nuestra tolerancia al estrés.

La importancia para la salud física y mental de los ácidos grasos de cadena corta, así como del resto de sustancias producidas por los microbios es tal que estoy segura de que en el futuro daremos mucha más importancia a entender la homeostasis intestinal desde la actividad y metabolismo de la microbiota intestinal, valorando la actividad de sus metabolitos, en vez de la actual tendencia diagnóstica centrada simple y únicamente en cuantificar e identificar la composición del ecosistema.

¡Cuidado con lo que piensas, que siempre te obedece!

Los que ya vamos teniendo una edad, vivimos un tiempo en el que los padres hablaban y los hijos obedecían sin rechistar. Pues en la conexión entre los pensamientos y el cuerpo ocurre lo mismo que pasaba entonces. De una forma u otra, todo lo que pensamos siempre tiene impacto sobre el cuerpo. Para entender esto, pongamos el ejemplo del miedo. Puede ser consecuencia de una situación peligrosa real o podemos sentir ese mismo miedo inmovilizador porque nuestra cabeza fantasea con una situación peligrosa, que no es real, solo imaginada. Bueno, pues el cuerpo no sabe distinguir entre ambos miedos, solo reacciona al miedo. Este ejemplo es extrapolable a todos los pensamientos negativos, es por ello que debemos estar siempre muy atentos a lo que tenemos en la mente.

La cabeza piensa y nuestro cuerpo obedece «sin rechistar». Cada célula de nuestro cuerpo siempre está atenta, escuchando y obedeciendo a cada uno de nuestros pensamientos.

Es muy habitual que hable con mis pacientes de la higiene mental, de la capacidad que tenemos de reducir o eliminar todo lo que nos impide lograr y mantener nuestro equilibrio emocional.

A la vista del demostrado impacto que tienen, tanto los pensamientos como los sentimientos sobre la microbiota y la homeostasis intestinal, busquemos mantener ambos saludables y positivos. Te propongo algunos caminos para tener y mantener una buena higiene mental:

- — Asegura las necesidades primarias más básicas como el sueño, la alimentación, la respiración o estar correctamente hidratado.
- — Haz ejercicio físico con regularidad.
- — Realiza también ejercicio mental, gestionando tus emociones e identificando y aprendiendo a interpretar los sentimientos y pensamientos.
- — No dejes pasar un solo día sin sonreír y ser consciente de cómo te sientes en ese instante.
- — Escribe un diario de gratitud o recapitula anotaciones que te permitan ser consciente y no dar nunca por sentado todas las cosas buenas que nos pasan cada día.
- — Modula/fomenta la autoestima y aprende a confiar en los que te rodean, confiar en nosotros y ser capaces de buscar ayuda en otros es importante a partes iguales.
- — No te compares con nadie, aprende a mirarte, a ti solo frente al espejo y sé amable con lo que ves.
- — Ajusta las expectativas y objetivos personales y profesionales, sin renunciar nunca a ningún sueño.
- — Piensa siempre en positivo y si las cosas van mal, dales la vuelta para buscar mirarles la otra cara, siempre la tienen.

— Busca puntos de fuga que sirvan para relajarte.
— Se proactivo en las relaciones interpersonales con pareja y amigos, potenciando y alimentando siempre lo mejor de ellas.

Las emociones y los pensamientos negativos son proinflamatorios, afectan a la microbiota, no los fomentemos. Si no reaccionamos, si no los evitamos o simplemente no los dejamos ir, terminarán haciéndonos enfermar.

Apuntes de la microbiota y la salud física, psíquica y afectiva

- La salud, más allá de la ausencia de enfermedad, es la condición de todo ser vivo que goza de un absoluto bienestar tanto en lo físico como en lo mental y social.

- En el desarrollo de determinadas enfermedades es tan importante la genética como la epigenética. La genética escribe la partitura y la epigenética la interpreta, permitiendo o impidiendo que aparezcan muchas patologías.

- La actividad de la microbiota intestinal es un poderoso determinante epigenético.

- El sistema nervioso está ubicado en muchos sitios del cuerpo. En la cabeza tenemos el cerebro, que junto con la médula espinal forman el sistema nervioso central. En el intestino tenemos el sistema nervioso entérico.

- Los sistemas nervioso central y entérico están conectados en tiempo real de muchas formas, siendo la microbiota fundamental en este diálogo.

- El eje microbiota-intestino-cerebro interviene por diferentes caminos en el estado anímico, la cognición y las emociones.

- El psicobioma es el conjunto de microorganismos intestinales que son capaces de comunicarse con el sistema nervioso; son los que tienen mayor capacidad para producir sustancias que actúan sobre el eje intestino-cerebro.

- Las sustancias producidas por la microbiota que tienen mayor actividad neurológica son los neurotransmisores, los ácidos grasos de cadena corta y los muropéptidos.

- A la vista del demostrado impacto que tienen tanto los pensamientos como los sentimientos sobre la microbiota y la homeostasis intestinal busquemos mantener ambos saludables y positivos.

3

MICROBIOTA, GUARDIANA DEL ÁNIMO Y CONSTRUCTORA DE LA PERSONALIDAD

La microbiota intestinal se asocia tanto a las emociones —felicidad o el estado de ánimo— como a rasgos de la personalidad —amabilidad, franqueza, empatía o escrupulosidad—.

Es debido al asombro que la gente
comenzó a filosofar, y el maravillarse
sigue siendo el principio del conocimiento.
ARISTÓTELES

La microbiota intestinal determina incluso hasta qué punto somos más o menos neuróticos. También contribuye a construirnos psicológicamente, estableciendo la capacidad de manejar el estrés, la empatía afectiva, la autocompasión o el bienestar emocional en todas sus facetas.

Desde la microbiota vamos a abordar cuestiones que tocan el núcleo del ser humano:

— ¿Nuestros microbios influyen en la felicidad?
— ¿En qué medida?
— ¿Cómo lo hacen?
— ¿La microbiota condiciona el estado de ánimo?
— ¿Realmente determina nuestra personalidad?

Iremos dando respuesta a estas preguntas esenciales.

Microbiota y felicidad

En Tanzania, en la llanura del Serengeti, vive la tribu hazda, una de las comunidades étnicas más pequeñas de África. Están vinculados al grupo algo más de mil individuos. Son de los pocos pueblos que mantienen la forma de vida ancestral de ser cazadores y recolectores, por supuesto viven sin calefacción, sin coches, sin comida capricho, sin... Pues son poblaciones muy longevas consideradas como una de las más felices de la tierra.

¿Qué tienen en común con otras poblaciones similares? Todos ellos tienen una manera de vida activa, recorren largas distancias siempre caminando, tienen una alimentación estacional, sin comida procesada ni refinada, beben agua de manantial por supuesto no tratada, tienen una exposición a la luz solar sin filtros, su interacción social es activa, los horarios del sueño y vigilia se adaptan a los ritmos circadianos y una cosa más, tienen en común un patrón de microbiota similar. Todos ellos tienen en el intestino una microbiota muy diversa y grande, cuyo rendimiento metabólico es a su vez diverso, grande y muy beneficioso. Este ecosistema saludable se construye con su alimentación y estilo de vida, contribuyendo sin duda a su estado anímico feliz.

La ciencia, que históricamente tiene tendencia a abordar las cuestiones de la vida desde un punto de vista reduccionista celular, debe empezar a plantearse abrir miras y buscar entender las cuestiones referentes a la salud desde una perspectiva más amplia y transversal en la que han de tenerse en cuenta las emociones en el inicio, desarrollo y final del proceso que nos conduce a este deseado estado de salud.

Recuerda que cada célula del cuerpo está continuamente escuchando y obedeciendo a los pensamientos, y que estos a su vez tienen poder para actuar sobre nuestro cuerpo.

Vamos poco a poco entendiendo y acercándonos a una conclusión en la que podemos afirmar que hay interacción entre la microbiota y la felicidad, siendo esta una relación bidireccional. Sigamos contestando a esa lista de cuestiones planteadas al principio.

Conocer el cerebro y comprender su actividad en el contexto de las emociones actualmente se plantea como un nuevo desafío, pero no podemos olvidar que tiene una vieja conexión con el intestino. Los sabios griegos ya decían que los trastornos mentales aparecían cuando el tubo digestivo producía demasiada bilis negra. Ellos no conocían la microbiota, pero estos médicos-filósofos ya intuían que el cerebro y el intestino eran «socios» en la conformación del comportamiento humano.

Estados de ánimo, ¿hasta dónde los condiciona la microbiota?

La microbiota está desestabilizando el enfoque que tradicionalmente conectaba la salud mental solo con el cerebro. Hoy sabemos que la cabeza no es el único órgano cognitivo. Hay evidencias que indican que el intestino está permanentemente almacenando información, recordando, sintiendo y pensando por sí mismo.

¿Cuáles son y cómo actúan las sustancias producidas por la microbiota que a modo de palabras venimos contando que posibilitan la comunicación del eje microbiota-intestino-cerebro y que condicionan las emociones?

Además de los ácidos grasos de cadena corta que ya hemos comentado, los neurotransmisores son sin duda las palabras que le hablan más alto al cerebro o que este mejor escucha, probablemente es porque también las produce.

Una de las sustancias que más condiciona el estado de ánimo es el triptófano.

El triptófano es un aminoácido esencial, lo que significa que el cuerpo no es capaz de producirlo. Tenemos que estar atentos a aportarlo con la dieta o suplementarlo si fuera necesario. Además de ser un precursor de neurotransmisores, también está implicado en la producción y mantenimiento de las proteínas, de los músculos y numerosos enzimas.

Algunos alimentos ricos en triptófano son el huevo, las carnes blancas, los pescados azules, los lácteos, los frutos secos, el plátano, el aguacate, los cereales integrales, las semillas, las legumbres, las patatas o el cacao. El cacao es rico en triptófano ¡qué buena noticia, verdad! Me temo que algunos ya lo intuían.

La relevancia que tiene el triptófano para los sentimientos es que en el intestino se convierte en serotonina. La gran molécula conocida como «la hormona de la felicidad». ¡Mira qué dato más sorprendente! El 90 % de la serotonina que circula por el cuerpo se sintetiza en la tripa y su déficit está íntimamente implicado en la labilidad emocional, la depresión y muchos trastornos psiquiátricos.

Serotonina es, pues, «felicidad».

Hasta aquí fácil, pero cuidado porque este camino triptófano/serotonina es posible solo si nuestra microbiota está bien. Una microbiota sana asegura una normal concentración de serotonina circulante, lo que contribuye de forma determinante a sentirnos felices. Pero cuando la microbiota está desordenada, en especial si es por causa del estrés, el triptófano en vez de hacer la saludable conversión a serotonina, puede transformarse en otras sustancias como la quineurina o el indol, que podrían no ser nada interesantes, afectivamente hablando. Te explico por qué:

- La quineurina es una sustancia bastante tóxica para las neuronas que se ha relacionado con la alteración de emociones similares a la depresión. Determinados desórdenes de microbiota la producen porque alteran el normal metabolismo del triptófano. Una vez que se produce en el intestino pasa a la sangre y llega al cerebro, donde favorece la neuroinflamación y la neurodegeneración, afectando así y de forma general a la salud mental.
- Las bacterias también son capaces de convertir el triptófano en otra sustancia llamada indol, que *a priori* puede ser beneficiosa porque contribuye a mantener la homeostasis intestinal. Pero, cuidado, algunos desórdenes de microbiota permiten el crecimiento de bacterias que transforman el indol en sustancias que provocan ansiedad y tienen efectos similares a la depresión.

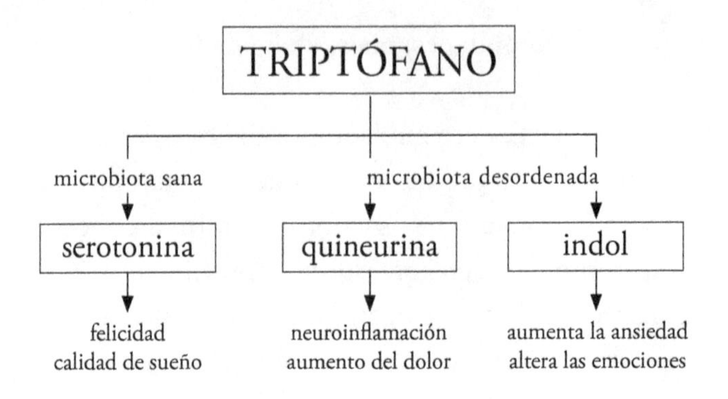

¿Qué podemos hacer para asegurar que el intestino sintetice la suficiente cantidad de serotonina para contribuir a sentirnos felices?, ¿podemos evitar que se transforme en las sustancias que van a hacernos sentir deprimidos?

Lo primero es estar atentos a consumir alimentos ricos en triptófano, pero lo más importante es cuidar nuestra microbiota para asegurar que su metabolismo se hace por los caminos adecuados. Para ello debemos tener una alimentación completa y variada, libre de alimentos procesados y refinados, mantener una vida activa practicando ejercicio, cuidar los hábitos de sueño y aprender a manejar el estrés.

Hemos detallado la importancia del triptófano y sus rutas de acción buenas y malas que interactúan con el estado anímico. Hay otra sustancia que produce nuestra microbiota que, en este contexto de las conexiones afectivas, merece la pena destacar. Hablo del GABA o ácido gamma-aminobutírico, otro de los metabolitos bacterianos con gran actividad sobre el eje intestino-cerebro.

¿Cómo actúa? GABA podemos decir que es «el gran calmante». Favorece las sensaciones de paz y de tranquilidad porque su actividad inhibe o modula la actividad excitatoria de las neuronas. Su mala regulación se ha relacionado con la depresión y otros problemas de salud mental.

GABA es, pues, «la calma».

Podemos potenciar la actividad de GABA desde la dieta con alimentos como los lácteos fermentados, las semillas de chía, el mango o el té verde, además de practicar ejercicio. Es destacable en este escenario los beneficios del yoga.

A la vista de la importancia que tienen algunas de las sustancias que producen nuestras bacterias sobre los sentimientos, resulta de mucho interés contestar a una pregunta que habitualmente me plantean en consulta y en redes sociales. ¿En personas con una microbiota saludable, la toma de probióticos tiene algún tipo de impacto sobre las emociones? Para responder a esta cuestión, que también la ciencia se ha hecho, te cuento la investigación de un grupo de científicos que planteó un estudio en el que se dio durante cuatro semanas una determinada cepa de *Lactobacillus* a personas sanas con una afectividad estable. ¿Sabes qué observaron?:

- Cambios en el cerebro, específicamente en la conexión funcional de la red de reconocimiento de los sentimientos.
- Mejor procesamiento emocional, atencional y sensorial.
- Mejor reactividad emocional.
- Cambios en comportamientos relacionados con el estrés.
- Una mejora en la toma de decisiones emocionales.

Así que parece claro que la respuesta es sí. Las personas que tienen una microbiota sana, si toman probióticos con cepas neuroactivas, pueden mejorar su espectro emocional.

En la relación que hay entre la microbiota y las emociones conviene apuntar la influencia de algunas variables que pueden condicionarla, por ejemplo, ser hombre o mujer. Las mujeres somos significativamente más propensas a sufrir trastornos gastrointestinales funcionales relacionados con el estrés y el cerebro masculino parece ser más susceptible a las alteraciones microbianas en los primeros años de vida que el cerebro femenino.

Si a pesar de cuidar la dieta, hacer ejercicio, tener buenos hábitos de sueño, etc., no consigues estabilizar el desorden de microbiota y se mantienen las alteraciones asociadas, busca a un profesional sanitario, que después de diagnosticar adecuadamente el desorden, te acompañe en la recuperación de la homeostasis intestinal y en consecuencia de la actividad del eje intestino-cerebro.

Los tratamientos más efectivos para el colon irritable y los trastornos anímicos se plantean actuando sobre el eje microbiota-intestino-cerebro en una combinación de enfoques dietéticos personalizados, terapias conductuales y un gran número de tratamientos destinados a mejorar la función intestinal.

Personalidad, ¿eres? o ¿eres como es tu microbiota?

Hablar de personalidad implica hablar de los sentimientos, los pensamientos y el comportamiento que, por supuesto, están relacionados con la salud mental y física. Pues bien, aquí también tenemos una constatación cada vez más sólida de la evidencia que relaciona diferentes cambios en la microbiota intestinal con los rasgos de personalidad.

Los niños

En el recién nacido el desarrollo y la maduración del cerebro van de la mano con el proceso de implantación y construcción del ecosistema intestinal. Este crecimiento en paralelo posibilita que entre ambos se establezca una comunicación adecuada, y es crucial para el desarrollo de su personalidad.

De forma general podemos decir que en los primeros días y semanas de vida, para la construcción de un ecosistema intestinal saludable, son esenciales dos bacterias. Los *Lactobacillus,* al ser los microorganismos predominantes de la vagina, llegan mayoritariamente en el momento del parto, y los *Bifidobacterium,* que se van incorporando a la microbiota del bebé durante la lactancia materna.

Diferentes estudios apuntan a la importancia de la diversidad microbiana, señalando la relevancia funcional de otra bacteria que se llama *Prevotella*. Su déficit en los niños menores de un año parece que favorece la aparición de problemas de comportamiento y ansiedad a partir de los dos años de edad. Los mecanismos por los que *Prevotella* actúa sobre el neurodesarrollo al principio y sobre el comportamiento después parece que están vinculados a la estimulación del nervio vago, la liberación de sustancias —enzimas y ácidos grasos de cadena corta— o mediadores —citoquinas— que modulan: la inflamación, su actividad sobre el metabolismo del triptófano y su interacción con el sistema inmunitario.

Prevotella es una bacteria cuya presencia es más abundante en las personas que viven en ambientes más rurales y menos occidentalizados, cuya base nutricional es la fibra alimentaria.

La comunicación de la microbiota con el sistema nervioso al principio de la vida posibilita la estimulación y el neurodesarrollo.

El normal establecimiento de la microbiota confiere una protección o vulnerabilidad que determinará la salud conductual y mental cuando sean adultos.

Durante la infancia, la exposición a tóxicos de todo tipo o a determinados fármacos como los antibióticos puede tener un impacto negativo sobre el desarrollo cognitivo de los niños. Por favor, lee esto sin alarmismos, si un niño necesita tomar antibióticos, por supuesto debe tomarlos, lo que debemos hacer siempre a continuación es valorar el impacto que han podido tener sobre la microbiota y repararlo. Piensa que la microbiota SIEMPRE se puede tratar y mejorar. Hagamos un uso responsable de los antibióticos siempre, pero especialmente en los primeros años de vida.

Recuerdo a Virginia, una niña de diez años que acudió a consulta con un cuadro de dermatitis atópica de larga evolución. Cuando hice la historia clínica, además de la piel, dormía muy mal.

Aunque era muy inteligente, tenía problemas en el colegio por su «mal comportamiento», era muy inquieta y tenía «un carácter difícil». Un parto prematuro la mantuvo hospitalizada dos semanas cuando nació. Aquellos días de ingreso se complicaron con una candidiasis sistémica que, por supuesto, fue tratada con fármacos antifúngicos, resolviendo el cuadro infeccioso sin mayor problema. Esa circunstancia clínica y farmacológica sin duda condicionó la implantación de su microbiota, a cuyo desorden se fue sumando un patrón alimentario muy poco variado. Su estudio de microbiota presentaba una disbiosis en la que había mucho desorden en los microorganismos estabilizadores del ecosistema intestinal y además mantenía un sobrecrecimiento de hongos, específicamente de *Candida albicans.*

En el tratamiento, además de probióticos específicos y de ácidos grasos poliinsaturados, fue muy importante el abordaje nutricional.

Se restringió drásticamente de su dieta el azúcar refinado, los dulces, las chucherías y los alimentos procesados, fomentando la ingesta de fibra de calidad y diversificando el aporte de proteínas y grasas.

En los cinco meses y medio que duró el tratamiento fue mejorando la piel, se normalizó el sueño y lo que más llamó la atención de los padres fue el cambio «espectacular» que se produjo en el carácter de la niña.

La disbiosis genera una inflamación que puede alterar los sentimientos y el comportamiento porque desordena la actividad del eje intestino-cerebro. Esta circunstancia es reversible cuando recuperamos una microbiota normal.

Los adultos

Diferentes grupos de investigadores han estudiado durante años la personalidad de los individuos adultos y su microbiota, encontrando asociaciones curiosas. De forma general podemos decir que una microbiota rica y diversa es también aquí un seguro de que todo va a ir bien. Con más detalle podemos decir que hay asociaciones que de forma más específica contribuyen a establecer rasgos de personalidad positivos o negativos.

Asociaciones positivas	Asociaciones negativas
Personas con una alta conciencia tienen mayor abundancia de bacterias productoras de butirato, destacando la familia *Lachnospiraceae* y dos de sus géneros: *Lachnospira* y *Roseburia.*	Los neuróticos tienen una alta abundancia de las familias *Pasteurellaceae* y *Peptostreptococcaceae.*
La mayor amabilidad se corresponde con una diversidad microbiana más alta.	Personas con pocos escrúpulos y una baja conciencia tienen aumentadas sus proteobacterias.

El bajo nivel de neuroticismo se asocia con la abundancia de bacterias de la familia *Odoribacteraceae* y del género *Odoribacter.*	Los pacientes depresivos tienen un sobrecrecimiento del orden *Bacteroidales* y una pérdida de la familia *Lachnospiraceae.*
	En los niños con trastornos del espectro autista vemos pérdida de *Akkermansia* y sobrecrecimiento de proteobacterias.

El factor psicológico y la personalidad influyen sin duda en el desarrollo y la exacerbación de muchos trastornos gastrointestinales, ya que como hemos visto se asocian a la presencia de una microbiota desordenada que favorece la inflamación del medio intestinal. Esta inflamación aumenta la permeabilidad de la pared del intestino y facilita la translocación de determinadas bacterias, como las gramnegativas portadoras de lipopolisacáridos (LPS), a las que se asocian respuestas inmunitarias que cronifican la inflamación tanto local, como en otros sitios del cuerpo, afectando por supuesto al sistema nervioso.

De forma general podemos decir que ciertos rasgos de la personalidad pueden suponer factores de riesgo y predictores de muchos trastornos psiquiátricos. Pero no olvides que respecto a las emociones y la personalidad tenemos que abrir la mente y recordar siempre que, además de la microbiota, en su desarrollo influyen variables como la genética, el estilo de vida, la edad, la alimentación, el entorno familiar, sociolaboral, geográfico, etc.

¿Comes por hambre, placer o refugio?

¿Por qué comemos? Esta sencilla pregunta, aunque tiene muchas posibles respuestas, básicamente se pueden resumir en dos: porque tenemos hambre y por placer.

Multitud de moléculas producidas por la microbiota llegan al cerebro y actúan sobre una región llamada hipocampo, encargada de regular las sensaciones de hambre y de saciedad. De esta forma se establece un control homeostático que contribuye a regular la ingesta de alimentos. Este es el camino natural de comer para satisfacer una necesidad biológica: tengo hambre, luego tengo que comer.

También la decisión y el gusto por comer o no hacerlo está asociada a sistemas hedónicos y de recompensa que regulan la ingesta dependientes del placer asociado a una comida especial o al acto de comer en determinadas circunstancias, momento, lugar o compañía. Esta ruta nada tiene que ver con el hambre o la saciedad, por lo que este es un control no homeostático que no depende de los equilibrios asociados a la demanda nutricional. Estos serían los momentos en los que comemos porque me encanta tal o cual comida, porque estamos de celebración, etc. Hoy sabemos que la microbiota también interviene en esta forma de comer por placer sin tener en cuenta el hambre.

Comemos por placer y/o porque tenemos hambre; en ambas motivaciones la microbiota está implicada.

Una vez más el eje microbiota-intestino-cerebro es el que modula nuestro comportamiento a la hora de comer, y lo hace a través de rutas nerviosas y de rutas sistémicas dependientes de determinadas hormonas:

— La ruta nerviosa depende del nervio vago que mantiene informado al cerebro en todo momento de cuál es nuestro estado energético, activando si es preciso las señales necesarias para despertar la sensación de hambre. También el nervio vago regula la decisión de comer simplemente por placer.
— El intestino es el órgano endocrino más grande del cuerpo. Asociado a la actividad de la microbiota, algunas células de la pared intestinal, llamadas células enteroendocrinas, tienen la capacidad de sintetizar más de treinta tipos diferentes de hormonas. Una vez producidas, pasan a la sangre, pudiendo así actuar en diferentes partes del cuerpo. Dependiendo del estado energético, estas células producen hormonas que estimulan el apetito, llamadas hormonas orexígenas, u otras que nos quitan el apetito, las hormonas anorexígenas, que se sintetizan cuando el intestino «entiende» que ya hemos comido suficiente. Ambos tipos de hormonas pueden, a través de la sangre, llegar al cerebro.

Debemos tener cuidado, en nuestra sociedad la oferta de alimentos apetitosos es omnipresente y en estas condiciones la falta de modulación en los mecanismos de recompensa puede hacernos comer en exceso.

Desde hace años se investiga el papel de la microbiota en las rutas de recompensa asociadas a la ingesta de alimentos. Ya comentamos cómo determinadas bacterias intestinales son capaces de interactuar con el nervio vago. Pues también hay otras bacterias capaces de interactuar con las señales que reciben las células de la pared intestinal y modificar así la producción de hormonas reguladoras del apetito. Además de la señal directa dependiente de la microbiota, los ácidos grasos de cadena corta y otras sustancias que esta produce interactúan igualmente con la actividad de las células productoras de hormonas.

La dopamina es una hormona que actúa como un neurotransmisor. Está implicada en el placer asociado a comer y, ¡atención!, también al placer que provocan algunas drogas. Esto nos da una idea del poder e intensidad que pueden tener los sistemas hedónicos y de recompensa que regulan la ingesta de alimentos dependientes exclusivamente del placer.

Una microbiota intestinal desordenada modifica la actividad del eje intestino-cerebro y altera todas las señales por las que el organismo modula su sensación de hambre, tanto las que se despiertan por una bajada energética como las que se asocian al placer, en este caso no produciéndose las señales de saciedad. El desorden microbiano también altera la actividad de neurotransmisores como la dopamina, que regula el placer y estimula la motivación, y la serotonina, responsable de la felicidad e implicada también con los sistemas de recompensa.

Sabiduría, soledad y microbiota

La relación con otras personas y el comportamiento social afecta a la composición de la microbiota intestinal. De la misma forma, esta también condiciona cómo establecemos las interacciones humanas. Las bacterias producen señales imprescindibles para mantener una normal y placentera comunicación social, potenciando su motivación.

La sabiduría y la soledad, entendiendo esta última como el aislamiento social forzoso por cualquier causa, tienen un impacto completamente opuesto sobre la microbiota.

Hago referencia a la sabiduría como un término que, más allá del conocimiento, abarca otras facetas del ser humano. En un contexto global podríamos decir que una persona es sabia no solo en función del número de temas en los que pudiera ser experta, sino en lo ricas, diversas y gratificantes que son sus facetas afectiva, reflexiva y cognitiva. ¿Qué significa esto?:

- — La dimensión afectiva de cada uno de nosotros hace referencia a las emociones y comportamientos proactivos y positivos en nuestra relación con los demás. Esta faceta afectiva habla de sentimientos como la empatía, la caridad o la compasión.
- — La dimensión reflexiva del ser humano es la capacidad que tiene de desarrollar la autoconciencia.
- — La dimensión cognitiva es la que nos permite conocernos profundamente, siendo conscientes de nuestra vida y la del mundo.

En el extremo opuesto tenemos la soledad, entendida aquí como el aislamiento social que favorece un deterioro de las personas y que puede afectar a la salud mental y física. La soledad elegida como opción de vida es legítima y puede ser muy placentera, pero no hablamos aquí de ella, sino de las implicaciones que tiene esa otra soledad vivida como una experiencia subjetiva negativa. ¿Qué pinta la microbiota en las opuestas situaciones vitales de sabiduría y soledad?

Para contestar a esta pregunta te voy a contar un estudio que se realizó con personas sanas que vivían en comunidad, elegidos aleatoriamente, de entre veintiocho y noventa y siete años de edad. Los participantes completaron una entrevista que incluía preguntas sobre salud general, depresión, ansiedad, estilo de vida, bienestar físico y funcionamiento cognitivo, además completaron cuestionarios de escalas validadas para evaluación de soledad, sabiduría —cognitiva, afectiva y reflexiva—, compasión, apoyo social y compromiso social.

Se encontraron señales bidireccionales entre la microbiota y los marcadores neuronales asociados a las relaciones interpersonales. Se pudo constatar que el comportamiento social y las interacciones humanas afectan a la composición de la microbiota y que esta a su vez produce moléculas imprescindibles para la comunicación social y para su motivación.

Más específicamente, sabemos que las personas con niveles altos de esta sabiduría vital a la que estamos haciendo referencia son más compasivas, empáticas, autorreflexivas, comprometidas con la sociedad y con redes de interacción interpersonal más grandes. Estas personas tienen una microbiota intestinal más numerosa y diversa. Esto les permite un ecosistema más estable, capaz de amortiguar los efectos negativos que el estrés crónico produce sobre la inflamación, reduciendo el impacto negativo que el cortisol tiene sobre la salud.

Por el contrario, tanto los niveles más altos de aislamiento social y soledad como los niveles más bajos de compasión, apoyo social y compromiso social están asociados con una diversidad microbiana más baja. Esto contribuye a cronificar alteraciones en el ecosistema que determinan estados proinflamatorios que invariablemente comprometen la salud.

Surge, pues, una reflexión: ¿las actitudes compasivas, empáticas y las actividades prosociales influyen de manera positiva en la diversidad microbiana o es al revés? La interacción parece que es bidireccional.

Las actitudes y actividades prosociales influyen positivamente sobre la diversidad microbiana y viceversa.

Los tratamientos enfocados a recuperar la homeostasis intestinal con probióticos y prebióticos reducen la respuesta de la mente a la tristeza, reducen también la confusión y nos ayudan a procesar adecuadamente las emociones, mejorando nuestra respuesta al estrés. Es emocionante plantearnos la posibilidad de que los probióticos con actividad específica sobre el eje intestino-cerebro sean una opción terapéutica para abordar alteraciones del comportamiento social que pudieran ser causa de deterioros físicos y mentales.

Apuntes de la microbiota, guardiana del ánimo y constructora de la personalidad

- La microbiota y la felicidad están conectadas, siendo esta una relación bidireccional.
- La salud mental no depende solo del cerebro.
- Al principio de la vida, el desarrollo y la maduración del cerebro va de la mano de la implantación y la construcción de la microbiota. Este crecimiento en paralelo posibilita que entre ambos se establezca una comunicación que es crucial para el desarrollo de nuestra personalidad.
- La serotonina es la hormona de la felicidad y el 90 % se produce en el intestino dependiente de la actividad de la microbiota.
- GABA es un neurotransmisor que también producen las bacterias intestinales que nos hace sentir en calma y en paz, contribuyendo a modular la ansiedad y a mejorar la tolerancia al estrés.
- Determinados desórdenes de microbiota alteran el metabolismo normal de los neurotransmisores, favoreciendo estados depresivos y otras alteraciones del estado de ánimo.
- El factor psicológico y la personalidad influyen en el desarrollo y la exacerbación de muchos trastornos gastrointestinales, y al revés. Ambas situaciones se asocian a una microbiota desordenada que favorece la inflamación intestinal.

4

SUEÑO. LA IMPORTANCIA DE RESPETAR LOS CICLOS CIRCADIANOS

La vida es un ciclo infinito, equilibrado y armónico que conviene respetar. Ignorar su inexorable repetición nos arrollará y cobrará su precio en salud.

Nuestro cuerpo es nuestro jardín;
nuestras decisiones, nuestros jardineros.
WILLIAM SHAKESPEARE

La naturaleza establece ritmos para todo. Hay una secuencia de ciclos vitales que se repiten una y otra vez en las plantas, para florecer o dar frutos, y en los animales, por ejemplo, para aparearse. Esta sucesión correlativa y repetitiva está condicionada por circunstancias del entorno, como la luz o la temperatura.

Nosotros también estamos esencialmente «diseñados» para seguir estos ritmos, para dormir, para comer, etc. Pero el hombre es el ser vivo que más rompe esta cadencia y lo pagamos con la salud. Romper los ritmos naturales de la vida nos afecta de muchas formas y ninguna es buena, por supuesto también a nuestra microbiota.

Los ritmos de la vida

Los ritmos circadianos regulan desde situaciones vitales básicas, como es la de la obviedad de estar despierto de día y dormir de noche, hasta el funcionamiento de complejas rutas metabólicas de forma natural. Cada una tiene su horario óptimo de funcionamiento; el hígado, por ejemplo, es un órgano cuya actividad es más nocturna.

El reloj circadiano que tiene cada una de las células y del cuerpo en general permite mantener el control rítmico y ordenado de todo lo que ocurre en el organismo, regulando los cambios físicos y mentales que se van sucediendo a lo largo del día. El término «circadiano» significa 'alrededor de un día'. Proviene de las palabras latinas *circa,* 'alrededor' y *diem,* 'día'.

El reloj biológico que controla la mayoría de los ritmos circadianos se encuentra en una región del cerebro llamada hipotálamo, cuya actividad responde a señales dependientes de la luz solar.

Los ciclos de luz solar son el eje más importante sobre el que se articulan los ritmos circadianos.

Es por ello que al amanecer se da la orden de suspender la producción de melatonina, una hormona que nos ayuda a dormir, diciendo al cuerpo que toca despertarse y al anochecer, con la desaparición de la luz solar, se da la orden de producir melatonina, favoreciendo estados de somnolencia.

Está descrito que las personas con ceguera cuyos ojos no tienen ninguna capacidad de captar la luz solar tienen más dificultad para dormir.

Años de investigación también nos han permitido constatar que un estilo de vida sedentario, las dietas occidentalizadas, altas en grasas saturadas y carbohidratos refinados y bajas en fibra, sumado a circunstancias personales o profesionales que alteran los ciclos naturales de sueño/vigilia —por ejemplo, trabajo por turnos, restricción crónica del sueño o *jet lag*— que interrumpen los ritmos circadianos contribuyen a la actual epidemia mundial de sobrepeso/obesidad, enfermedades cardiovasculares y a muchos desórdenes metabólicos.

Recuerdo el caso de Chema, un paciente de cuarenta y un años que acudió a consulta con un cuadro de migraña crónica y estreñimiento no muy importante, pero sí cronificado.

Trabajaba en una fábrica con un horario cuyos turnos cambiaban semanalmente. Las semanas que trabajaba de día estaba algo mejor, pero cuando hacía turnos de noche toda su sintomatología se acentuaba. En vacaciones solía encontrarse mejor. En los siete años que llevaba en esa empresa poco a poco había aumentado de peso, sin hacer grandes cambios en su alimentación ni en el ejercicio, que solo hacía senderismo los sábados y domingos.

Su estudio de microbiota muy anodino tenía únicamente un déficit en las bacterias de estabilización que mantienen el normal funcionamiento del ecosistema. Planteé el tratamiento con probióticos, vitaminas y aminoácidos, ordenando también su dieta, en la que le propuse fomentar la ingesta de agua, de grasas saludables y de fibra. Evolucionó mucho su cefalea y pronto se normalizó su ritmo intestinal.

Trabajar la recuperación de la homeostasis intestinal permitió a Chema adaptarse mejor al desorden impuesto por el trabajo, sobre sus ritmos circadianos.

La microbiota también tiene su ritmo, pudiendo variar su composición aproximadamente un 20 % durante el día. Estos cambios están determinados por el tipo de dieta, por la carga de nutrientes en cada comida y por los ciclos de ayuno/alimentación. Se ha constatado también la variación con un ritmo determinado en las diferentes horas del día, de la actividad de la microbiota asociada a los ritmos circadianos. Sabemos que esta variabilidad afecta mucho al metabolismo, por ejemplo, al de los aminoácidos, a la degradación de la capa de mucus, a la renovación del epitelio intestinal, a la secreción de enzimas digestivos y de los ácidos del estómago, al peristaltismo o movimiento de la pared del intestino que permite avanzar su contenido o a la neoglucogénesis, encargada de sintetizar glucosa —azúcar— a partir de las grasas o las proteínas.

¿Recuerdas que que te he explicado el significado del término epigenética? Era todo lo que de forma externa puede influir en la expresión de los genes. Pues los ritmos circadianos son poderosos determinantes epigenéticos porque interactúan con nuestros genes, y lo hacen de manera específica modificando la cromatina, que es la sustancia de la que están compuestos los cromosomas, básicamente ADN y proteínas.

El sistema de reloj circadiano genera ritmos en la expresión génica, en parte al alterar la regulación de la modificación de la cromatina y el GM puede aprovechar este mecanismo para controlar las funciones del huésped.

Resumiendo: podemos asegurar que nuestro ritmo circadiano gobierna la estructura de la microbiota intestinal y su ritmicidad diurna, y también al revés, los microbios contribuyen al mantenimiento de la función del reloj interno.

Es curioso e increíblemente eficaz cómo nuestro reloj circadiano y la estrecha interacción que tenemos establecida con la microbiota han ido evolucionando juntos durante cientos de años, complementándose como mecanismos necesarios para optimizar la salud y mejorar las respuestas metabólicas e inmunitarias asociadas a los desafíos medioambientales de nuestro estilo de vida «moderno».

Búhos o alondras

Nuestra actividad física, mental y conductual va cambiando siguiendo los ritmos circadianos que se repiten cada veinticuatro horas y ya te he comentado que son orquestados por nuestro marcapasos central, el cerebro. La estructura de estos patrones de conducta y actividad mental varía de unas personas a otras, cambiando el momento del día en el que, por ejemplo, son más activos; esto es lo que se conoce como cronotipo.

La predisposición que tenemos para ser búhos o ser alondras evoluciona a lo largo de la vida. Esto determina, por ejemplo, cuándo es mejor practicar deporte, en qué momento nos es más fácil concentrarnos y estudiar o a qué hora dormimos mejor. Los patrones de actividad diurna son muy diferentes de unas personas a otras, por una parte están los madrugadores, que son a los que llamamos alondras, y en el extremo contrario están las personas que se activan por la noche, a estos les vamos a llamar búhos.

Haciendo un estudio específico de los cambios que sufre la microbiota durante el día, se han encontrado claras diferencias en los géneros bacterianos dominantes en la microbiota intestinal de las personas búhos y alondras. En las personas alondra hay mayor cantidad de bacterias *Alistipes* y en las personas búho hay un predominio de otras que se llaman *Lachnospira*. Además de la microbiota y posiblemente muy relacionado con ella, algunos estudios muestran que también hay variabilidad en los patrones dietéticos y en algunas rutas metabólicas que están sometidas a una estricta regulación circadiana.

Los ácidos grasos de cadena corta producidos por las bacterias intestinales tras la ingesta de la fibra alimentaria sirven de nexo y comunicación entre la microbiota y el metabolismo. Estas moléculas también están implicadas en la regulación del sueño, lo que apunta a que el vínculo entre ser búho o alondra, el metabolismo y la microbiota está mediado por estas maravillosas sustancias.

La asociación entre la dieta, los cronotipos y nuestro reloj circadiano está mediado por la microbiota intestinal, cuya implicación y actividad sobre el metabolismo modula las funciones cerebrales y el comportamiento a través de diferentes vías, inmunitarias, endocrinas y neurales, que son las principales carreteras de comunicación del eje intestino-cerebro. Todo esto abre nuevas opciones terapéuticas para mejorar algunos trastornos asociados a los «búhos», en los que es más habitual encontrar desórdenes del estado de ánimo, obesidad, diabetes y alguna otra patología crónica.

El sueño, la navaja suiza de la salud

El sueño es la navaja suiza de la salud y la microbiota es la navaja suiza del sueño. La tríada microbiota, sueño y salud están íntimamente conectadas.

La mayor parte de las horas de sueño en los seres humanos se produce en las horas del día en las que no hay luz. No puedo decir todas, por la excepción que supone la maravillosa siesta, que normalmente se duerme durante el día.

El sueño nocturno sano y bien estructurado en la edad adulta se desarrolla en las siguientes fases consecutivas:

— Sueño sin movimiento ocular rápido o fases no REM o NREM.
  - Etapa 1. Esta etapa es la transición entre la vigilia y el sueño. Dura pocos minutos.
  - Etapa 2. En esta etapa nos relajamos progresivamente y el sueño empieza a ser profundo. Dura diez o veinte minutos.
  - Etapa 3. El sueño es profundo y los músculos están completamente relajados, apenas nos movemos y en esta fase es difícil despertar a una persona. Dura de quince a treinta minutos.
  - Etapa 4. Es la etapa de sueño más profundo, en este momento las constantes vitales como la frecuencia cardíaca o el ritmo de la respiración son mucho más lentas que cuando estamos despiertos. Dura de quince a treinta minutos.

— Sueño con movimiento ocular rápido o fase REM, en esta fase el cerebro está activo, lo que nos permite tener sueños que vivimos como realidades. La duración de esta etapa aumenta con cada ciclo y tiene una media de veinte minutos.

Se atraviesan de cuatro a seis ciclos por noche y a veces podemos despertarnos entre la transición de uno a otro.

En total, ¿cuántas horas debemos dormir cada noche? Los expertos indican que es saludable hacerlo de siete a nueve horas.

Los beneficios que el sueño tiene sobre la conducta y el estado de ánimo son importantes y están mediados en parte por la actividad del eje intestino-cerebro. El impacto negativo de la falta de sueño suele pasar desapercibido, pero, cuidado, porque una persona que tiene una alteración mantenida de sueño REM desarrolla sentimientos de confusión y suspicacia. El estado de ánimo, el rendimiento muscular, la memoria y el equilibrio son actividades que se trastocan cuando hay alteraciones prolongadas del sueño.

El sueño es fundamental para la buena salud y el bienestar a lo largo de la vida. Hay una clara conexión entre lo que sentimos cuando estamos despiertos y lo que ocurre mientras dormimos, porque durante el sueño el cuerpo trabaja de diferentes formas para apoyar una función cerebral saludable y mantener con ello la salud física. En la infancia y adolescencia el sueño, además, promueve el desarrollo, la maduración y el crecimiento.

¿A que cuando te sientes enfermo o tienes fiebre notas un aumento en la sensación de somnolencia? Cuando tenemos una infección se produce una alteración en la estabilidad de la microbiota, favoreciendo el crecimiento por encima de su rango de normalidad de algunas bacterias portadoras de lipopolisacáridos. Entre otras razones asociadas a la inflamación, estas moléculas de la pared bacteriana son inductores del sueño.

La riqueza y diversidad de la microbiota intestinal están conectadas con una mayor eficiencia del sueño y con una óptima duración total del mismo, mejorando también el tiempo que transcurre desde que nos acostamos/apagamos la luz hasta que nos dormimos. Y como en tantas circunstancias vinculadas a la actividad del eje intestino-cerebro, la conexión beneficiosa entre microbiota y sueño es bidireccional.

La tripa y el sueño también causan tu dolor y tu miedo

Sueño, emociones, sensaciones y microbiota están conectados de muchas formas. La fase REM de sueño podemos decir que es nuestro psicoterapeuta de cabecera. Trabaja para ayudarnos a manejar la ansiedad y el estrés. En esta fase la actividad que se produce en las regiones del cerebro relacionadas con las emociones hace que sea el momento en el que los niveles de noradrenalina sean más bajos. Piensa que la noradrenalina es la hormona que nos mantiene alerta frente al peligro, por lo que el instante del día en el que está más baja es realmente relajante. En estas circunstancias de sueño REM con noradrenalina baja es cuando tenemos sueños muy emotivos o muy agresivos, permitiéndonos ambos transformar los recuerdos con gran carga emotiva en simples recuerdos.

Una buena noche de sueño nos ayuda a evolucionar sentimientos negativos e inmovilizantes como el miedo.

La fase profunda del sueño no REM es la que nos ayuda a modular el umbral del dolor. ¿Por qué ocurre esto? Porque la mala calidad de sueño favorece la inflamación. Su actividad en el cerebro, la neuroinflamación, altera la tolerancia al estrés, aumenta la ansiedad e incrementa la sensibilidad al dolor, vinculado todo con los cambios que se producen en la microbiota cuando dormimos mal.

A su vez, una microbiota desordenada produce sustancias que favorecen una inflamación local y alteran la permeabilidad intestinal, favoreciendo su absorción. Pasan a la sangre y llegan al cerebro, donde su actividad proinflamatoria aumenta la sensibilización del sistema nervioso central y altera el sueño, cerrando el círculo. En todo este proceso se perturba el umbral del dolor y se cronifican los procesos de dolor crónico, dolores viscerales, migrañas o las neuralgias.

No dormir bien aumenta el dolor y favorece su cronificación.

La inflamación y el desorden de la microbiota intestinal alteran igualmente el metabolismo del triptófano, y como consecuencia se ven afectados los niveles de serotonina y melatonina. Ambos son reguladores esenciales de la calidad de sueño, que también están implicados en las rutas por las que se activa y mantiene el dolor.

La melatonina que se produce en el intestino mejora la función de la microbiota. La melatonina que se produce en el cerebro, en concreto en la glándula pineal, regula los ritmos circadianos, el sueño y el umbral del dolor.

Los pacientes con ansiedad crónica o cuadros depresivos tienen mayor sensibilidad al dolor y duermen peor. Esta asociación es bidireccional y está muy conectada con la actividad de la microbiota y su capacidad de modular la inflamación y de producir unos u otros neurotransmisores. Por ejemplo, la producción intestinal de GABA, el neurotransmisor que nos da calma, también reduce la sensibilidad al dolor.

¿Duermes mal? ¿Será la microbiota?

Aproximadamente el 40 % de la población adulta padece insomnio, siendo más frecuente en las mujeres, los ancianos y en las personas con problemas psicológicos o psiquiátricos.

El insomnio es la dificultad para conciliar el sueño y/o la dificultad para mantenerlo. También se considera insomnio el despertar muy temprano por la mañana y/o la sensación de no haber tenido un sueño reparador, al menos tres veces por semana, con una duración que se mantiene en el tiempo más de tres meses. Es, pues, un problema de cantidad y/o calidad del sueño.

Si se mantiene en el tiempo, se asocia con un mayor riesgo de alteración del bienestar físico y/o cognitivo y de la calidad de vida, puede ser causa de un deterioro de la atención, la memoria o el estado de ánimo, lo que favorece un estado proinflamatorio en todo el cuerpo. De las diferentes formas de insomnio el que cursa con poca duración del sueño se considera el más dañino para la salud. El insomnio, en general, suele tener un inicio agudo asociado a problemas que generan estrés y a continuación se cronifica en el 60 % de los casos.

Gran porcentaje de los pacientes con insomnio presentan algún síntoma depresivo.

Los desórdenes de sueño y la depresión están relacionados entre sí y están asociados con la microbiota, los ritmos circadianos, la función inmunológica y con el metabolismo. ¿Imaginas cuál es la conexión? Pues sí, de nuevo la conexión es la actividad del eje intestino-cerebro, cuya perturbación desordena la microbiota, altera la actividad de los neurotransmisores, aumenta la permeabilidad intestinal y genera un estado proinflamatorio que favorece la pérdida de sueño, la desalineación o desorden de los ritmos circadianos, los trastornos afectivos y los desórdenes metabólicos.

Los ácidos grasos de cadena corta que producen las bacterias intestinales influyen también en la calidad del sueño, el estado de ánimo y en determinados patrones de conducta, y lo hacen de diferentes formas:

— Desde el intestino, a través de la sangre llegan al cerebro, atraviesan la barrera hematoencefálica y estimulan la síntesis de neuronas nuevas, lo que conocemos como neurogénesis, mejorando también su actividad.
— Otra de las actividades importantes de los ácidos grasos de cadena corta en este contexto es que con-

tribuyen a la síntesis de serotonina que, además de ser una hormona/neurotransmisor responsable de nuestra felicidad, sabemos que tiene un papel en la regulación de los ciclos vigilia-sueño.
— Otra conexión con los trastornos del sueño está vinculada a otro importante neurotransmisor, la noradrenalina, que es liberada por los ácidos grasos de cadena corta. La noradrenalina aumenta la excitación y favorece el insomnio.

En las personas con insomnio, en el estudio de la cantidad de ácidos grasos de cadena corta en sangre, en relación con los que tienen unos patrones de sueño normales, se ha visto un cambio en la cantidad y variación en los tipos que producen, siendo esto lo que altera la señalización del eje intestino-cerebro. Algunos investigadores proponen que incluso podrían usarse como biomarcadores de los tipos de insomnio.

Te cuento el caso de Juana, una paciente de cincuenta y cinco años. Arrastraba desde hacía años problemas de sueño y digestivos que empeoraron con la menopausia, lo que no le llamó la atención. Tenía distensión abdominal, gases y, en ocasiones, digestiones muy pesadas. Hasta aquí normal, ¿no? Todo el mundo sabe que, en torno a la menopausia, se duerme peor y la tripa también puede desordenarse. Pues no, no tiene por qué ser así.

Juana «afortunadamente» tuvo una gastroenteritis muy importante, tras la cual mantuvo una diarrea que no terminaba de resolverse, y ese fue el motivo de su consulta: el tránsito intestinal.

Al hacer la historia clínica salieron el resto de sus síntomas y al hacer el estudio de su microbiota vi que tenía un importante desorden de los principales grupos funcionales de bacterias, con una alteración asociada de su actividad y rendimiento funcional. Su número total de microorganismos también estaba bajo. En este caso, los ácidos grasos de cadena corta habían caído muchísimo, menos el acetato, que es el que menos me interesa que esté alto. También tenía un aumento de la permeabilidad intestinal.

Durante los cinco meses que fue mi paciente abordé el tratamiento con dieta, suplementación, ejercicio, hábitos de sueño, etc. Trabajar la microbiota, implica trabajar con todo y funcionó. Recobró la normalidad de su cuadro digestivo, empezó a dormir mejor y recuperó el estado depresivo que había empezado a notar, también con el inicio de la menopausia.

Sabemos que el tipo de dieta también se asocia con nuestra forma de dormir y la calidad de sueño:

— Favorecen una buena calidad de sueño la dieta alta en carbohidratos complejos (por ejemplo, fibra alimentaria: fruta, verdura, cereales, tubérculos, etc.) y grasas más saludables (por ejemplo, las insaturadas: aceite de oliva, aguacate, nueces, pescado azul, semillas de girasol, etc.).

— Una dieta rica en proteínas de calidad también se asocia con una mejor calidad del sueño.
— Dormirás peor si tienes una dieta rica en grasas saturadas (por ejemplo, productos procesados de origen animal como mantequilla, manteca, queso o leche entera, aceites de palma o de coco, etc.) y grasas trans (por ejemplo, margarina, algunas comidas precocinadas, panadería industrializada, frituras de mala calidad, etc.). Si en una etiqueta lees aceites hidrogenados o parcialmente hidrogenados, ¡cuidado, nada saludable a la vista!

En general, podemos decir que las dietas ricas en fibra, fruta, verduras y nutrientes antiinflamatorios y bajas en grasas saturadas y grasas trans, lo que en realidad es la dieta mediterránea, se asocia con una mejor calidad del sueño. Además del insomnio hay otras alteraciones del sueño también conectadas con la microbiota, por ejemplo:

— Narcolepsia, un trastorno crónico que cursa con una somnolencia extrema durante el día, sumada a ataques repentinos de sueño en cualquier circunstancia.
— Trastornos respiratorios del sueño. La más relevante es la apnea del sueño, que es un trastorno en el que la respiración se detiene y recomienza repetidas veces. Puede que la padezcas si roncas sonoramente y/o te sientes cansado, incluso después de haber dormido toda la noche.
— Síndrome de piernas inquietas. Esta es una dolencia que provoca una necesidad incontrolable de mover

las piernas, asociada a una sensación de incomodidad. Habitualmente ocurre al final del día, cuando se está sentado o tumbado.

Todas ellas inducen inflamación sistémica y favorecen la producción de radicales libres, lo que provoca alteraciones de la microbiota intestinal y modifica su actividad, cerrando el círculo que cronifica el problema.

Conformarse no es una opción, ¿sabes qué puedes hacer?

¡Dormir bien implica salud! Esta es una verdad tan obvia que casi no es necesario ni argumentarla, pero sí me gustaría explicar con algo más de detalle lo esencial que es la microbiota para la calidad de sueño.

La bibliografía y mi experiencia clínica de muchos años confirman el vínculo entre las alteraciones de los ritmos de sueño y multitud de síntomas gastrointestinales. La conexión la encontramos principalmente asociada a los neurotransmisores, que ya venimos contando que además del cerebro, la microbiota también es capaz de producirlos. Siendo especialmente importante la actividad de la ruta metabólica de la serotonina, ¿te acuerdas, que ya hablamos de ella y comentamos que es conocida como la hormona de la felicidad? Pues esta ruta, que como decimos está modulada por la microbiota, empieza en el triptófano y termina en la serotonina, pero aún hay un escalón más, que es la conversión de serotonina en melatonina.

La ruta metabólica que empieza en el triptófano y da lugar a la serotonina también es la encargada de sintetizar la melatonina.

La producción y liberación de melatonina se asocia con la hora del día, aumentando cuando hay oscuridad y disminuyendo con la presencia de luz. Juega un papel fundamental en la estabilidad de los ritmos circadianos, favoreciendo y asegurando la calidad del sueño. Esta es la razón por la que siempre recomendamos dormir en absoluta oscuridad, para asegurar una buena producción de melatonina y una buena calidad de sueño.

La serotonina y la melatonina, además del sueño, también tienen actividad sobre las neuronas, alterando el umbral del dolor y modificando el estado de ánimo.

Otro factor dependiente de la microbiota que tiene un impacto sobre el sueño, que ya hemos comentado, son los ácidos grasos de cadena corta, muy importantes para la actividad del eje intestino-cerebro.

Hablemos de algunas pautas concretas y fáciles de aplicar que podemos utilizar para mejorar nuestra calidad de sueño. Con ello también mejorará el impacto que su alteración puede tener sobre el eje intestino-cerebro y las emociones:

— Procura acostarte y levantarte todos los días a la misma hora.
— Cuidado con lo que comes y bebes en la cena. No conviene acostarse sin haber hecho la digestión. Piensa, además, que los alimentos crudos se digieren con más dificultad que los cocinados, por lo que de

forma general no te recomiendo consumirlos por la noche. Al final del día evita el alcohol y la nicotina, su efecto estimulante tarda horas en desaparecer.

— Cuida el ambiente de la habitación donde duermes, lo ideal es que sea fresca, oscura y silenciosa.
— Evita también todo tipo de estímulos y pantallas emisoras, sobre todo de luz azul y blanca, al menos una hora antes de irte a la cama.
— Aleja los dispositivos electrónicos de donde duermes.
— Busca actividades relajantes antes de dormir, como un baño, lectura agradable o hacer un rato de meditación.
— Evita largas siestas diurnas; no más de veinte o treinta minutos y no muy tarde.
— Incorpora el ejercicio a tus rutinas diarias.
— Busca en la medida de lo posible no llevarte a la cama enfados o preocupaciones.

Además de abordar el sueño específicamente, de forma general debemos esforzarnos en recuperar todo lo que podamos la normalidad de los ritmos circadianos.

Es probable que hayas salido alguna vez de fiesta hasta altas horas de la noche, hayas consumido o incluso te hayas atiborrado de comida rápida a última hora del día o hayas tenido días con tanto trabajo que no te ha dado tiempo para comer, tal vez incluso ni dormir. ¿Sabes que estos comportamientos pueden tener un efecto negativo sobre tu microbiota y sobre la actividad del eje intestino-cerebro?

Para reordenar los ritmos circadianos, debes estar atento y en la medida de lo posible intentar seguir estas recomendaciones:

— Acuéstate todos los días a la misma hora.
— Crea una rutina antes de acostarte: lee, medita, toma un baño caliente o cualquier cosa que te relaje.
— Mantén un horario estable de comidas durante el día.
— Después de comer duerme si puedes una siesta corta, no más de veinte minutos y siempre a la misma hora.
— Evita la ingesta de alcohol y comidas pesadas por la noche.
— Haz ejercicio a diario y a la misma hora.
— Si puedes, después de levantarte, sal a dar un paseo y exponte al sol del amanecer.

Es el momento de ser conscientes de la importancia de establecer unos ritmos de vida y mantener unos horarios saludables de alimentación y de sueño.

Apuntes del sueño. La importancia de respetar los ciclos circadianos

- Los ritmos circadianos del cuerpo, orquestados por el cerebro, permiten mantener el control rítmico y ordenado de todo lo que ocurre en el organismo, regulando los cambios físicos y mentales que se van sucediendo a lo largo del día.

- La microbiota también tiene sus ritmos, pudiendo variar su composición aproximadamente un 20 % a lo largo del día.

- La actividad física y mental va cambiando según los ritmos circadianos. Estos patrones de conducta y actividad son distintos de unas personas a otras, variando el momento del día en el que son más activos.

- Microbiota, sueño y salud están íntimamente conectados.

- La melatonina y los ácidos grasos de cadena corta que produce la microbiota influyen en la calidad del sueño, el estado de ánimo y en determinados patrones de conducta.

- La inflamación altera el metabolismo de la serotonina y melatonina. Esto influye de manera negativa en el sueño y aumenta la sensibilidad al dolor, la ansiedad y el estrés, lo que afecta a la permeabilidad intestinal y altera la microbiota. También produce inflamación y cierra el círculo, cronificando el proceso.

- El desorden de microbiota conduce —directa e indirectamente— a la sensibilización del sistema nervioso central, lo que contribuye a la aparición de muchos tipos de dolor crónico.

- El 20 % de los pacientes con insomnio presentan síntomas depresivos. Ambos desórdenes, insomnio y depresión, están asociados con la microbiota, los ritmos circadianos, la función inmunológica y con el metabolismo.

- Para asegurar la normalidad del eje intestino-cerebro es importante mantener una buena higiene de sueño, respetar los ritmos circadianos y cuidar la microbiota.

5

LOS BUENOS Y MALOS CAMINOS QUE CONECTAN MICROBIOTA, EMOCIONES, SENSACIONES Y SALUD

Lo que sucede en el intestino no se queda en el intestino, todo el cuerpo «paga las consecuencias».

Y sin embargo se mueve.
GALILEO GALILEI

El eje microbioma-intestino-cerebro es la base biológica, física y química cuya comprensión y conocimiento nos ayuda a entender los sentimientos y muchos problemas de salud mental, más allá de las circunstancias sociales y psicológicas que, por supuesto, también están implicadas.

Desde el exterior, el estrés crónico, el entorno y las cosas que nos suceden van dando forma a nuestras vidas y van provocando cambios en la microbiota que determinan la salud, el comportamiento y las emociones.

En nuestro interior también la actividad de la microbiota, del nervio vago o de las barreras intestinal y cerebral, entre otros, modifican la actividad del eje intestino-cerebro.

NERVIO VAGO, EL QUE MÁS TIENES QUE MIMAR

¿Qué es el nervio vago? ¿Y por qué nunca nadie que lea este libro olvidará cuidarlo? ¡Verás que interesante!

Es el nervio más largo del cuerpo, conecta directamente el intestino con el cerebro transportando una amplia gama de señales en ambas direcciones; esta es la razón por la que está absolutamente implicado en las emociones.

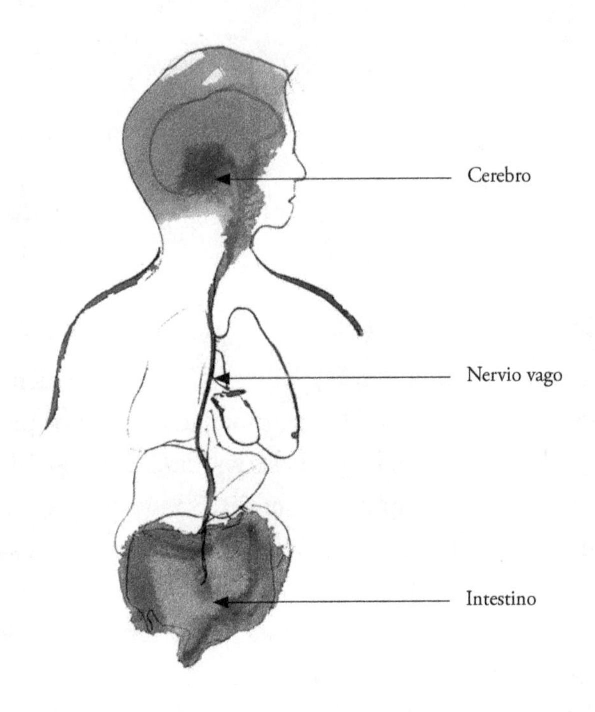

El nervio vago, el más largo del cuerpo, establece una conexión directa entre el intestino y el cerebro.

Su trayectoria empieza en el cerebro, específicamente en el tronco cerebral, más o menos detrás y a la altura de las orejas, y se extiende por cada lado del cuello, cruzando el tórax para llegar hasta el abdomen. El nervio vago conecta la cabeza con casi todos los órganos del cuerpo: corazón, pulmones, estómago, intestino, páncreas, hígado, riñones, bazo y vesícula. Tiene dos partes que recorren el lado derecho y el izquierdo del cuerpo humano. Piensa en él como un largo cable telefónico compuesto por miles de fibras nerviosas de muchos tipos:

— El 80 % de fibras sensitivas son aferentes; estas a modo de sensores reportan al cerebro en tiempo real todo lo que les está ocurriendo a los órganos.
— El 20 % de fibras motoras son eferentes, lo que significa que llevan información del cerebro a los órganos con los que conecta.

En términos científicos, el nervio vago pertenece al sistema nervioso parasimpático y esto es muy importante, por lo que voy a explicar qué significa. El sistema nervioso tiene una actividad simpática y otra parasimpática. La actividad simpática nos mantiene alerta y nos prepara para la acción, mientras que podemos comparar al sistema nervioso parasimpático con el interruptor que apaga el estado de alerta, favoreciendo el descanso y la quietud interna. ¿Cuáles son las principales funciones del nervio vago?:

— El 80 % de su actividad lleva información de órganos como el intestino, el hígado, el corazón y los pulmones al cerebro. Estos son la principal fuente de información sensorial para el cerebro, y dado que el intestino es la superficie más grande de comunicación con el mundo exterior, la actividad del nervio vago lo convierte en un órgano sensorial especialmente importante.

— El 20 % de su actividad es motora y controla las funciones y actos involuntarios del cuerpo, regula por ejemplo la frecuencia cardíaca, la respiración o los movimientos intestinales que permiten el tránsito del bolo alimenticio y la evacuación de las heces. Está también implicado en determinadas acciones reflejas como toser, estornudar, tragar o vomitar. Interviene en la regulación de la ingesta de alimentos, la sensación de saciedad y el rendimiento energético, por lo que el tono vagal puede relacionarse con el aumento de peso.

Y aún hay más. La conexión del nervio vago con el sistema inmunitario lo posiciona en la primera línea de la lucha contra microorganismos patógenos, modulación de la inflamación y mantenimiento de la homeostasis inmtestinal.

Además de todo esto y a la vista de que cada vez vamos conociendo más y mejor la actividad del eje microbiota-intestino-cerebro, es importante saber que el nervio vago activa partes del cerebro como la ínsula y el sistema límbico, involucrados en el procesamiento emocional, con beneficios sobre la sensación de bienestar, los reconocimientos de las emociones, el comportamiento, la cognición, el aprendizaje, la memoria y la sensibilidad a la recompensa.

Lo que más me gusta de este importante nervio es que hay autores que conectan directamente su actividad con el popular «sexto sentido» por su capacidad de percibir, procesar, entender y dar respuesta a las sensaciones físicas que tienen lugar en el interior del cuerpo. En muchas conferencias he hecho referencia a que no solo sentimos con y desde el intestino, también podemos asegurar, gracias a la actividad del nervio vago, que el intestino siente.

Sentimos con el intestino y el intestino siente gracias a la actividad del nervio vago.

Resumiendo: podemos decir que la actividad del nervio vago nos prepara para la relajación, favoreciendo el disfrute de las situaciones que nos hacen felices, por lo que debemos buscar, de todas las formas posibles, mantener su actividad.

¿Quieres saber cómo podemos activar el nervio vago? Es sencillo y no requiere grandes ni costosos tratamientos. Lo puedes estimular con:

— respiraciones profundas. Espiraciones largas, pausa, inspiraciones algo más cortas, pausa, espirar despacio de nuevo y repetir, mucho y muchas veces al día;
— masajes corporales;
— paseos, especialmente beneficiosos si son en la naturaleza;
— estiramientos corporales diarios;
— la práctica de técnicas de relajación como el taichí o el yoga;
— meditar;
— escuchar música relajante;
— mantras;
— cantar/tararear canciones;
— socializar en entornos afectivos en los que te sientas seguro y feliz...

Además de estas apetecibles formas de activación vagal puedes ayudar tomando determinados probióticos. Algunos de ellos tienen también la capacidad de activar específicamente el nervio vago, y hay estudios que apuntan en esta misma dirección demostrando que también desde la alimentación se activa este maravilloso nervio con el consumo de alimentos ricos en fibra.

¡Es fácil y placentero! Así que a partir de hoy, no hay excusas, busca cada día un ratito para cuidar de tu nervio vago, sin duda te ayudará de muchas formas a sentirte mejor.

Barreras de intestino y cerebro, el yin y el yang

A lo largo del libro verás que voy abordando diferentes enfoques que influyen en la estabilidad funcional del eje intestino-cerebro. Este es el momento de hablar de sus barreras, cuya actividad, como no podía ser de otra forma, también las mantiene conectadas entre sí. ¿De qué barreras hablo?:

— La barrera intestinal es la pared intestinal y está formada básicamente por diferentes tipos de células, por la capa de mucus que la cubre y, por supuesto, por la microbiota.

— La barrera cerebral regula el paso de sustancias desde la sangre hasta el cerebro. Está en la pared de los vasos sanguíneos que tenemos en el cerebro y se llama barrera hematoencefálica.

La pared del intestino está formada por una sola capa de células unidas entre sí, formando una barrera que puede abrirse o mantenerse cerrada según sea necesario, y es permeable. Este sistema de apertura y cierre es muy selectivo, delicado y eficaz. Es capaz de reconocer las moléculas o sustancias que hay en el interior del intestino y decidir cuáles pueden pasar y cuáles no pueden o no deben absorberse en ningún caso, porque podrían hacernos daño. Por ejemplo, cuando hacemos la digestión de los alimentos que comemos, obtenemos nutrientes que por supuesto son beneficiosos. Estos son reconocidos como moléculas buenas y la barrera intestinal permite su absorción sin problema. Si al contrario, lo que hay en el intestino son sustancias potencialmente tóxicas o proinflamatorias —bien producidas por una microbiota muy desordenada, bien porque hemos comido algún alimento en mal estado—, la pared permanece cerrada bloqueando su absorción.

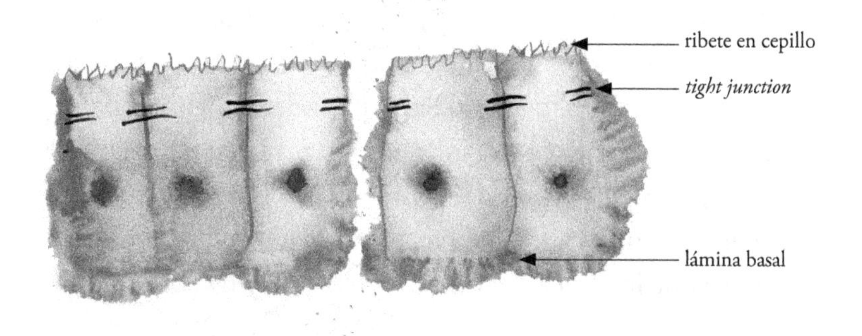

La pared intestinal está compuesta por una sola capa de células unidas entre sí por cadenas de proteínas que forman uniones estrechas, conocidas como *tight junctions*, que se abren selectivamente para permitir la absorción de los nutrientes de la dieta.

Las bacterias intestinales están continuamente produciendo moléculas que entrenan y activan al sistema inmunitario y colaboran en el reconocimiento de todo lo que hay en el intestino. ¿Tú qué eres?, ¿un tomate?, puedes pasar. ¿Tú qué eres?, ¿una sustancia tóxica?, ¡ahí te quedas!, y, además, voy a avisar a los mecanismos de defensa inmunitarios que se pongan en marcha para intentar destruirte.

Estos mecanismos que te he contado a modo de sencillo cuento para entender la capacidad que tenemos de elegir qué podemos absorber o no en el intestino es por supuesto un sistema dinámico muy complejo. Lo importante es recordar que los elementos anatómicos que forman nuestra barrera intestinal funcionan perfectamente coordinados y orquestados por la microbiota.

Es fácil deducir que una disbiosis intestinal, ya sea cuantitativa o funcional, es una de las principales razones que alteran la eficaz y selectiva permeabilidad de la barrera intestinal. ¿Las consecuencias? También son fáciles de intuir: perdemos el criterio de selección, pudiendo entonces absorberse todo, lo bueno y lo malo. Esta microbiota desordenada produce sustancias potencialmente tóxicas que, además de modificar la barrera intestinal que se inflama y aumenta su permeabilidad, se absorben, pasan a la sangre y llegan al cerebro, donde se encuentran con la barrera hematoencefálica que debería ser un filtro que impidiera su paso al sistema nervioso central.

La sangre, que circula por todo el cuerpo, llega al cerebro transportando sustancias producidas en diferentes lugares del mismo. La membrana de la pared de los vasos sanguíneos o capilares sanguíneos que tenemos en el cerebro forma una barrera selectivamente permeable que permite el paso de pequeñas y grandes moléculas desde el torrente sanguíneo al microambiente cerebral; esta es la que se conoce como barrera hematoencefálica.

Su función más importante es permitir el aporte de nutrientes al cerebro que favorezcan la normal actividad de las neuronas. Por supuesto, también tiene que protegerlo e impedir la llegada de tóxicos que puedan producir neuroinflamación.

La variación en la composición de la microbiota intestinal determina un aumento de la permeabilidad de la barrera intestinal y la activación de las células inmunitarias, lo que conduce a un deterioro en la función y estabilidad de la barrera hematoencefálica. Esto promueve el desarrollo de la neuroinflamación y la alteración de la función de las neuronas.

Las barreras intestinal y cerebral están en permanente conexión funcional a través de la microbiota y sus metabolitos.

Dependientes de la microbiota y de las señales inflamatorias, las barreras intestinal y hematoencefálica están funcionalmente conectadas e implicadas en la salud y en la enfermedad. Esta conexión se establece una vez más a través del eje intestino-cerebro, crucial para la función cerebral, el comportamiento, las emociones, etc.

Inflamación, el padre de la mayoría de desórdenes

Los millones de microorganismos que colonizan el intestino suponen un desafío continuo para la inmunidad. En todo momento el sistema inmunitario debe identificarlos, reconocerlos y ser capaz de diferenciar unos de otros. A las bacterias «buenas» simplemente las tolera y no hay reacción. Pero a las «no tan buenas» o microorganismos patógenos ha de reconocerlos y activar todos los mecanismos que sean necesarios para evitar su colonización. Frente a microorganismos que nos pueden hacer daño se ponen en marcha las reacciones de defensa inmunitaria, que siempre empiezan con la inflamación.

Es por todo esto que la interacción entre la microbiota y el sistema inmunitario determina el estado inflamatorio y juega un papel muy importante en el mantenimiento de la homeostasis intestinal, así como en la prevención de muchas enfermedades.

Esta magnífica, específica y especializada relación con la microbiota ha tenido quinientos millones de años para desarrollarse con eficacia, siendo las bacterias «buenas» del ecosistema intestinal las que trabajan como tenaces entrenadores para asegurar el normal funcionamiento del sistema inmunitario. Y esto es así desde las primeras semanas de vida, cuando se inicia el contacto entre madre e hijo. Es razonable pensar que si la microbiota está bien, todo va a ir bien; pero si la microbiota está desordenada, en cualquier momento de la vida el sistema inmunitario va a recibir señales anormales que alteran su respuesta y favorecen el desarrollo de la inflamación.

La disbiosis o desorden de las bacterias es la principal causa de inflamación, pero ¿qué causa la disbiosis? No hay un motivo único, el desorden es multifactorial y se establece de forma acumulativa en el tiempo y, a veces, poco a poco a lo largo de la vida, hasta que en un momento determinado da la cara siendo la causa de multitud de síntomas.

Las circunstancias principalmente implicadas en la estabilidad de la microbiota son:

- — El estrés, no el agudo o concreto. Daña la microbiota el estrés crónico, al que muchos autores llaman el «asesino silencioso».
- — La alimentación, hablamos de la mala dieta, claro. La que es rica en azúcares y carbohidratos refinados (refrescos con azúcar, muchos cereales de desayuno, chuces, dulces y golosinas, etc.), grasas saturadas (bollería industrial, procesados cárnicos, etc.), alimentos ultraprocesados (patatas fritas de bolsa o alimentos precocinados congelados), exceso de sal, aditivos, conservantes, colorantes, etc.
- — El sedentarismo, sin duda la pandemia silenciosa de los siglos XX y XXI.
- — La ingesta de fármacos como los antibióticos, anticonceptivos, inhibidores de la bomba de protones, antiinflamatorios no esteroideos, etc.
- — Los malos hábitos de sueño, no respetando horarios y/o tiempo necesario para el descanso diario.
- — Metales pesados.
- — Multitud de tóxicos como el tabaco, las bebidas alcohólicas (especialmente las destiladas) o la contaminación, ambiental y electromagnética.
- — Al principio de la vida, la microbiota oral e intestinal de la madre durante el embarazo, el parto por cesárea, la lactancia artificial o crecer en un ambiente

demasiado limpio, son circunstancias que favorecen una alteración en la normal implantación de la microbiota y el desarrollo de una inflamación temprana.

Una vez leído esto, quizás estés «temblando». No lo hagas, para y piensa que esta es solo una lista de malos hábitos que en efecto favorecen la disbiosis y la inflamación, pero que siempre podemos reconducir y convertir en una gran serie de buenas costumbres. Con el cambio nos sentiremos mejor y la microbiota irá también mejorando, y si no fuera suficiente, busca ayuda en profesionales de la salud expertos en microbiota que te acompañen y aconsejen para revertir la disbiosis. Lo bueno que tienen los diferentes desórdenes inflamatorios de la microbiota es que por grandes o crónicos que sean son funcionales, lo que significa que son reversibles y siempre se pueden tratar, así que tranquilo, no son para toda la vida.

Vuelvo al punto en el que he dicho que el desorden de la microbiota genera inflamación, para decirte que una vez que se establecen, se retroalimentan favoreciendo que se mantengan en el tiempo si no hacemos nada, claro. Y ¿qué consecuencias clínicas tienen?, ¿a qué síntomas se asocian?

Podríamos hablar de síntomas digestivos, inmunitarios, metabólicos, endocrinos, etc. Pero centrándome en el eje intestino-cerebro del que estamos hablando en todo el libro, la disbiosis-inflamación están implicadas en el desarrollo de:

— síntomas psicológicos como la alteración del estado de ánimo y del comportamiento afectivo, falta de motivación, ansiedad o algunas adicciones;

— trastornos de la función cognitiva que afectan a la habilidad para aprender, recordar, concentrarnos, planear, resolver problemas, tomar decisiones etc.,
— cefalea y migraña;
— alteración del sueño;
— síntomas intestinales directamente relacionados con una disfunción del eje intestino-cerebro son la diarrea y/o estreñimiento o el dolor de barriga.

Si el tándem disbiosis-inflamación se cronifica, puede afectar al sistema nervioso central, causando neuroinflamación y alterando la señalización de los neurotransmisores. Esta situación está de una forma u otra implicada en el desarrollo de ciertas enfermedades:

— Alteraciones del neurodesarrollo como el trastorno por déficit de atención e hiperactividad (TDAH), trastornos del espectro autista (TEA), síndrome de Asperger, etc.
— Enfermedades neuropsiquiátricas como la depresión, trastornos de la conducta alimentaria (anorexia, bulimia, trastorno por atracón, etc.), trastorno bipolar, etc.
— Enfermedades neurodegenerativas como la de Parkinson o la de Alzheimer.
— Fibromialgia y síndrome de fatiga crónica.

Cuando se cronifica la neuroinflamación y aparece alguno de estos trastornos o patologías, ya no podemos seguir hablando de un trastorno funcional y reversible. En estas circunstancias, ¿aún podemos hacer algo?, pues siempre sí. Tratando la disbiosis tenemos la opción de modular la inflamación y con ello modular la expresión clínica y contribuir a frenar el desarrollo de estas enfermedades.

El estrés, ¿lo controlas o te controla?

¡¡¡Maldito estrés!!! Desgraciadamente omnipresente de una forma u otra en el estilo de vida actual. Es, sin duda, uno de los factores que más desordena la microbiota, altera la permeabilidad intestinal y la actividad del eje microbiota-intestino-cerebro.

El estrés agudo es sano y a lo largo de la historia ha contribuido al desarrollo como especie. Se activa frente a una situación determinada de peligro o que entendemos puede hacernos daño como respuesta a un estímulo puntual. Supone un eficaz mecanismo de defensa y adaptación que nos permite responder con eficacia frente a cualquier agresión. Si todo va bien, el cuerpo y la mente pagan muy poco precio una vez resuelto o procesado el estímulo que lo generó.

El estrés crónico, este es el que de verdad puede causar más estragos. Es el resultado de que se mantengan en el tiempo circunstancias cotidianas más o menos complicadas sin ser atendidas, resueltas y/o sin ser manejadas adecuadamente. Son los conocidos como estresores crónicos y los más habituales son:

- Familiares, como conflictos o falta de apoyo.
- Laborales, como percibir presión o desarrollar el trabajo en un mal ambiente laboral.

— Académicos, como unas oposiciones.
— Económico, como situaciones de desempleo.

Hay circunstancias ambientales que también se comportan como estresores para la microbiota, como son la interrupción de los ritmos circadianos, la privación del sueño, los extremos ambientales —por ejemplo vivir a gran altitud o el calor o frío extremos—, los contaminantes ambientales, el ruido o las dietas mal balanceadas.

Como respuesta al estrés la glándula suprarrenal aumenta la producción de una hormona llamada cortisol, cuya actividad es muy proinflamatoria. El cortisol afecta mucho a la microbiota y altera la actividad inmunitaria, neuroendocrina y nerviosa, esto a su vez mantiene el cortisol elevado y se cierra el peligroso círculo que cronifica un estado general de inflamación asociado al estrés.

La inflamación es la madre de casi todos lo males y enfermedades crónicas en el cuerpo.

El estrés inhibe la actividad del nervio vago y tiene efectos nocivos sobre la microbiota y la actividad gastrointestinal. Un caso claro de enfermedades en las que esto es absolutamente relevante son patologías intestinales como el colon irritable o las enfermedades inflamatorias crónicas —la enfermedad de Crohn o la colitis ulcerosa—, en las que el estrés supone uno de los gatillos más importantes que desencadena la sintomatología. Se ha podido constatar un tono vagal bajo en estos pacientes y es una de las causas que favorece la inflamación periférica.

Por mi experiencia clínica esto es aún más destacable si hablamos de la diarrea que, incluso en personas sin patología intestinal de base, puede desencadenarse asociada a un momento de estrés. Hay muchas expresiones populares que la vinculan, por ejemplo, al miedo.

Recuerdo el caso de José, de cincuenta y siete años. Era un alto directivo de una multinacional con mucha responsabilidad, una agenda apretada y una vida rápida.

Como buen ejecutivo moderno, era consciente de la importancia del ejercicio físico, que practicaba de manera habitual de la mano de un entrenador personal. Cuidaba mucho su alimentación, le gustaba comer bien y decía ser un gran cocinero. Tenía una situación económica bien ordenada y una vida personal y familiar feliz.

¿Qué fallaba en esta idílica situación vital? La diarrea.

De niño, anginas y otitis de repetición le habían hecho tomar multitud de antibióticos durante años, estos probablemente afectaron a la implantación de su microbiota y con toda seguridad, a su estabilización. En la infancia y, adolescencia había sido muy tiquismiquis con la comida, lo que le impidió tener una alimentación completa y variada.

Su desorden de microbiota había sido causa de cefalea, algún problema eccematoso en la piel de las manos, falta de energía, digestiones muy pesadas, gases, hinchazón abdominal y diarrea. Este cuadro de síntomas revirtió cuando empezó a implantar en su vida los buenos hábitos físicos y nutricionales, pero permanecía la diarrea.

Para el éxito del tratamiento fue igual de valioso la suplementación que utilicé para remontar las bacterias que tenía bajas como la concienciación de la importancia que tenía para su salud intestinal y general modular la carga de trabajo y manejar el estrés profesional.

¿Cuál es el nexo que nos permite entender la asociación? Pues verás, el estrés mantenido es causa de inflamación, que provoca una alteración de la microbiota y de la permeabilidad tanto de la barrera intestinal como hematoencefálica, aumentando a su vez la inflamación y cronificando el problema.

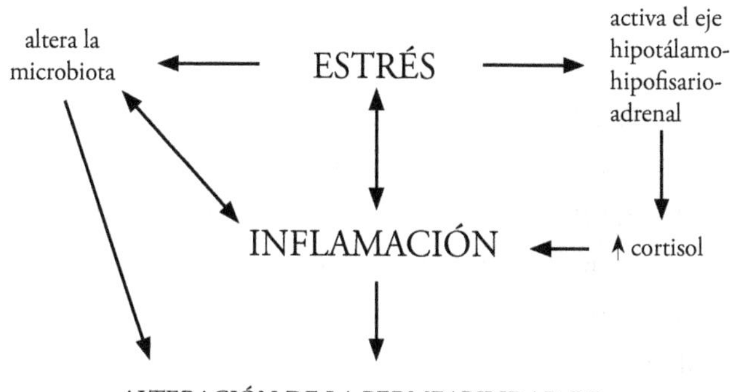

¡Hay una buena noticia! Si el estrés, a través de la inflamación, afecta a la microbiota, también podemos afirmar que la construcción, desarrollo y mantenimiento del ecosistema intestinal son importantes para modular la tolerancia al estrés.

Sabemos por diferentes publicaciones científicas que los bebés nacidos por cesárea tienen de adultos menor tolerancia y mayor vulnerabilidad al estrés agudo y a las consecuencias del estrés crónico, y que esta situación es dependiente de su microbiota intestinal.

Y para todos los que nacieron por cesárea que estén leyendo esto, decirles que la microbiota se puede normalizar con los tratamientos adecuados a cada situación de desorden, siempre es un buen momento para cuidarla y revertir las consecuencias de la disbiosis y de la posible pérdida de homeostasis asociada.

Ser una pila de nervios te hace frágil

Si pregunto qué es la fragilidad, la mayoría pensará en la facilidad de una cosa para romperse o deteriorarse, y eso es absolutamente cierto. Pero en medicina la fragilidad, o más específicamente el concepto ser frágil, hace referencia a la pérdida en un individuo de la fuerza y resistencia físicas, asociada a una disminución de la función fisiológica o de la normal actividad del cuerpo.

La fragilidad como término médico se estableció en la década de los años setenta y ha evolucionado desde entonces abarcando en la actualidad tres escenarios: fragilidad física, cognitiva y psicosocial.

Aunque esta es una circunstancia que se asocia a las personas mayores y que progresa a lo largo de la vida, el estrés crónico con el que conviven las personas que son «una pila de nervios» o «un manojo de nervios» favorece el establecimiento de un estado de inflamación que impacta de manera negativa en el eje microbiota-intestino-cerebro y todo ello acelera tanto la fragilidad como cualquiera de los trastornos asociados al envejecimiento.

De nuevo aquí se establece un círculo vicioso, ya que en las personas mayores con fragilidad también se produce una alteración de la microbiota intestinal y de todas las sustancias beneficiosas que esta produce, lo que favorece un desequilibrio de la función inmunitaria y de la homeostasis intestinal que genera inflamación y volvemos a empezar...

Ves que la inflamación es el puntal sobre el que pivota la salud o la falta de ella desde muchos puntos de vista. Esta inflamación en el contexto de las personas mayores tiene un nombre, se llama *inflammaging*. Este término hace referencia de forma específica a un estado proinflamatorio vinculado a la edad al que se asocia una disminución de la capacidad de hacer frente a los factores estresantes y tiene desde luego una relación causal con la fragilidad.

¿Cuál sería entonces la conclusión de todo esto que más nos interesa? Es fácil. Si cuidamos la microbiota y aseguramos la normal actividad del eje intestino-cerebro, modulamos el *inflammaging,* fomentando un envejecimiento saludable que nos protege de la fragilidad.

La longevidad es un proceso complejo que si bien implica una mayor esperanza de vida y un ritmo de envejecimiento más lento, requiere por nuestra parte ser proactivos y fomentarlo de todas las maneras que nos sea posible. La microbiota es esencial.

Resiliencia, ¡deja de ser susceptible!

¿Qué es la resiliencia? ¿Cómo puede la microbiota ayudarnos a ser más resilientes? Diferentes patrones de microbiota, tanto en composición como en función, determinan cómo es la resiliencia o el umbral de susceptibilidad de cada persona a padecer desórdenes psicológicos, labilidad emocional o trastornos conductuales asociados al estrés.

La resiliencia en psicología es un término que hace referencia a la capacidad de adaptarse y superar circunstancias complicadas como la adversidad, un trauma o una amenaza. Las personas resilientes toleran mejor el estrés y en ellas su impacto es menor.

Si estudiamos los cambios en la microbiota y su actividad, antes y después de un evento traumático y se comparan los perfiles microbianos bacterias de las personas más sensibles, con las más resilientes, se observa que los individuos resilientes tienen:

— Una microbiota más rica y diversa.
— Algunas bacterias «buenas», como *Lactobacillus* y *Bacteroides,* son más abundantes.
— Menor presencia de bacterias proinflamatorias.
— Capacidad más eficaz de digerir los hidratos de carbono.
— Mayor cantidad de ácidos grasos de cadena corta.
— Una actividad del epitelio intestinal más estable, principalmente su permeabilidad.
— Longitud normal del colon.

— Mayor capacidad de degradar sustancias tóxicas externas, conocidos cómo xenobióticos.

La resiliencia/tolerancia al estrés se asocia a una microbiota estable y diversa.

Hoy conocemos muchas de las circunstancias que influyen en la construcción y estabilidad de la microbiota, entre ellas es determinante desde el principio de la vida la importancia de la lactancia materna, cuya composición también contribuye a la maduración de la barrera intestinal y del sistema inmunitario. Esto implica una estabilidad de la homeostasis que si no se establece adecuadamente desde las primeras etapas de la vida, puede tener efectos muchos años después. Entre otras consecuencias está la normal actividad del eje microbiota-intestino-cerebro y con ello, la tendencia a ser más susceptibles o más resilientes frente a la adversidad.

Ahora de nuevo te imagino leyendo esto si has sido criado con lactancia artificial y a las madres que no puedan dar lactancia preguntándose ¿y ahora qué?, ¿podemos hacer algo? La contestación una vez más es sí. Con la microbiota la respuesta, si de opciones terapéuticas hablamos, siempre es SÍ. Siempre podemos, previo cuidadoso diagnóstico de las circunstancias de cada paciente, estabilizar su respuesta inflamatoria y abordar la recuperación de la homeostasis intestinal. Hay muchos recursos para hacerlo: suplementación, principalmente probióticos y prebióticos, ordenar la dieta, evitar el sedentarismo, controlar el estrés, estar atentos a la higiene del sueño, etc.

El arte de saber parar y respirar

El impacto que tienen el estrés crónico y la inflamación sobre la microbiota y la actividad del eje intestino-cerebro hemos visto que puede ser devastador. Entre las muchas cosas que podemos hacer es esencial encontrar momentos para parar y ser conscientes o hacer consciente algo tan obvio e imprescindible para la vida como es respirar.

Constato cada día en consulta lo difícil que nos resulta desconectar. Nuestra vida rítmica y repetitiva se habitúa a pensar y procesar las emociones de una forma determinada, estable y casi automática. Pero igual que las personas sedentarias, cuando empiezan a hacer ejercicio, pueden fortificar sus músculos o conseguir más elasticidad en sus tendones, también podemos entrenar nuestras conexiones cerebrales para evolucionar los pensamientos y reconducir cómo procesamos las emociones. En medicina este cambio en la manera de pensar es posible y se llama plasticidad neuronal.

Tal vez has oído hablar del reto «un mes sin quejas» o una semana o un día. Durante el tiempo que decidamos hacerlo, debemos evitar las quejas banales como el ruido, la lluvia, el tráfico, una comida demasiado fría o demasiado caliente, la pasta de dientes sin cerrar, se retrasa el autobús, el canal de la televisión o tantas cosas por el estilo que seguro se te están ocurriendo en este momento. Se trata de obviar el lamento por minucias que esencialmente no cambian en nada nuestras vidas, por lo que entretenerse en ellas solo supone una pérdida de tiempo y energía. ¿Qué se consigue si se mantiene esta pérdida de interés por las pequeñas cosas realmente intrascendentes? Reeducar la plasticidad neuronal, conduciendo los pensamientos automáticos por caminos más positivos, con ello aumenta la sensación de felicidad y baja nuestro umbral de contrariedad.

Busca una mente plena.
Evita tener la cabeza llena.

Recapitulando la importancia de parar y respirar es obligatorio hablar de la relajación. Hay muchas posibles técnicas de relajación, todas ellas de una forma u otra implican centrar la atención en algo que nos calme y tomar consciencia de nuestro propio cuerpo. Es un ejercicio mental que como cualquier tipo de ejercicio físico requiere entrenamiento y sus beneficios los empezamos a ver cuando llevamos un tiempo practicándolo.

Las principales técnicas de relajación son:

Meditación

Es una práctica milenaria que originalmente se utilizaba para profundizar la comprensión de lo sagrado y las fuerzas místicas en la vida. En la actualidad es una eficaz y placentera manera de concentrar la atención con la finalidad de modular la ansiedad y recuperar la paz interior. Se puede practicar en cualquier momento, en cualquier lugar, durante unos minutos o largas horas. Se puede meditar de muchos modos: meditación guiada, meditación con mantras, meditación de atención plena, meditación trascendental, qigong, taichí y yoga. En la mayoría de ellas focalizamos la atención en la respiración o en la repetición vocal o mental de los mantras, hay silencio, cuidamos la postura corporal, estamos en un lugar tranquilo, la respiración es relajada y la mente está abierta dejando que fluyan los pensamientos sin fijarlos ni pararnos en ellos.

Relajación muscular progresiva

Esta es una técnica que va relajando el cuerpo por grupos musculares. Hay que focalizarse en cada grupo, en especial en los que estén más tensos.

Contrae suavemente durante unos cinco segundos y a continuación relaja durante treinta segundos y repite de nuevo. Sé consciente en todo momento de las sensaciones físicas. Puedes, por ejemplo, empezar por los dedos de los pies e ir subiendo hasta el cuello y la cabeza o hacerlo al revés. Se recomienda hacer en un ambiente tranquilo.

Respiración consciente

Respirar de modo consciente es una eficaz manera de calmar la ansiedad y aumentar la oxigenación muscular. Hay muchas formas de respirar con el objetivo de relajarnos: respiración diafragmática, alternando fosas nasales, respiración equitativa, etc.

Visualización

Se trata de visualizar en la mente imágenes que nos trasladen a un lugar que nos dé paz o situaciones que sean relajantes y placenteras. En esta relajación hay que intentar implicar a los cinco sentidos, tratando de revivir, además de las imágenes, los sonidos, los olores, los sabores y el tacto que evoca lo que estamos visualizando. A mí, por ejemplo, me gusta visualizar los amaneceres en el mar junto al faro, veo el sol salir del agua, escucho las olas, huelo a sal y siento los primeros rayos de sol y mis pies mojados en la orilla.

Relajación autógena

Esta relajación hace un recorrido por el interior de nuestro cuerpo, visualizando cada una de sus partes: brazos, piernas, cadera, cuello, etc., tomando conciencia del cuerpo, concentrándose en las sensaciones físicas del mismo y reduciendo la tensión muscular, favoreciendo una relajación profunda. Puedes visualizarte en un lugar muy tranquilo, imaginar el sonido del mar y, centrado en la respiración, empezar a mirar tu cuerpo, repasándolo despacio con los ojos cerrados, claro.

También se consideran técnicas de relajación la musicoterapia, la aromaterapia, la hidroterapia, la biorretroalimentación, y seguro que me dejo alguna. Practicar cualquiera de ellas tiene beneficios mentales y físicos que se consiguen porque a través de la relajación podemos, entre otras muchas bondades, bajar la presión arterial y la frecuencia cardíaca, el cortisol y otras hormonas del estrés, aliviar el dolor, relajar contracturas y aumentar el riego sanguíneo muscular, mejorar la digestión, la atención, el estado de ánimo y la calidad del sueño.

El caso de Macarena, de ochenta y dos años, fue una de mis pacientes más mayores a la que recuerdo con mucho cariño. Uno de sus hijos, que había sido paciente mío también, me pidió que la viera para intentar ayudarla con el cuadro de síntomas digestivos que hacía tantos años le impedía «hacer una vida normal» y estar habitualmente «intranquila y muy desanimada».

Tenía un tránsito intestinal normal, pero cada siete o diez días, sin saber por qué ni relacionarlo con nada, sufría unos «cólicos» que se iniciaban de manera habitual durante la noche y le duraban varias horas. Empezaban con un dolor muy agudo, seguido de muchas deposiciones, «podía ir al baño unas diez o doce veces, con una consistencia prácticamente líquida».

Tenía múltiples pruebas hechas por su médico, todo tipo de análisis, colonoscopia, etc., y todas eran normales. Estaba diagnosticada de colon irritable.

Además de trabajar la recuperación de su microbiota y ayudarla a ordenar la dieta, como tantas otras veces, decidí abordar su eje intestino-cerebro. Le propuse diferentes técnicas de relajación y de meditación, buscando la que más le apeteciera hacer.

—¿Pero qué es eso de meditar? —me preguntó.

Empecé a explicarle y me sorprendió diciendo que lo que le estaba contando y las buenas sensaciones de estar en paz ella las sentía cuando rezaba.

—¿Me vale entonces rezar como técnica de meditación? —quiso saber.

—¡Naturalmente! —le contesté.

Le propuse, pues, que empezara a rezar cada día. Con unas cosas y con otras afortunadamente los cólicos mejoraron muy pronto y desaparecieron por completo en solo tres meses.

Cada persona debe encontrar su camino y la técnica de relajación/meditación que mejor se adapte y permita tener momentos en los que desconectar de fuera y conectar con dentro. Todas son válidas.

Sea como sea, busca el disfrute, rodéate de afecto sano, socializa con amigos, busca estar en paz contigo, pisa la naturaleza con los pies descalzos, da igual la hierba del parque, la tierra del monte o la arena de la playa, mira una puesta de sol o una amanecer siempre que puedas y respira, haz consciente tu respiración y la más fácil de todas, sonríe y busca cada día una razón para reír. Una vez más, andar los caminos de la salud física y mental ves que es una práctica muy placentera.

Apuntes de los buenos y malos caminos que conectan microbiota, emociones, sensaciones y salud

- El eje microbiota-intestino-cerebro es muy poderoso y responsable de la salud física y mental, así como de nuestro pensamiento, comportamiento y emociones.
- Desde el interior podemos asegurar la normal actividad de este eje, cuidando la microbiota y potenciando la actividad del nervio vago.
- El nervio vago es el más largo del cuerpo. Conecta directamente el intestino y el cerebro. Su actividad favorece la quietud y está muy implicado en nuestras emociones.
- El estrés y la inflamación van de la mano, y si los dejamos cronificar, pueden tener consecuencias importantes.
- La disbiosis o desorden de la microbiota intestinal es una de las principales razones que causan la inflamación local en el intestino, y sistémica, en el resto del cuerpo.
- El estrés crónico incrementa la producción de cortisol cuya actividad en el cuerpo es también muy proinflamatoria.
- La inflamación crónica aumenta la fragilidad de las personas mayores. Entendiendo fragilidad como la pérdida de fuerza y resistencia físicas asociada a una disminución de la normal función del cuerpo.
- La actividad del eje microbiota-intestino-cerebro determina también la resiliencia o umbral de susceptibilidad individual a padecer desórdenes psicológicos, labilidad emocional o trastornos conductuales asociados al estrés.

6

¿Qué puedes hacer?

Entender qué se ha desordenado en un paciente nos da las principales herramientas para enfocar su recuperación.

Grandes actos
se componen de pequeñas obras.
LAO TSE

Conseguiremos que un paciente evolucione ideando un tratamiento multidisciplinar que sume el abordaje de muchas cosas, para entre todas, cambiar las circunstancias que lo hicieron enfermar. Para la recuperación es imprescindible la implicación de cada persona, de forma activa, en su tratamiento.

La microbiota como primera medicina es el paradigma del siglo XXI. Desde esta forma de ver la práctica clínica como médicos, se da prioridad al ser humano en su conjunto, planteando la visión de cada cuerpo humano como si de un superorganismo se tratara, formado por las células, órganos, tejidos y por la microbiota, construyendo un TODO. Nuestro correcto funcionamiento hoy sabemos que es dependiente, en muchos aspectos, de la microbiota.

Tratar solo el cuerpo como si fuéramos «una sola especie» ha provocado daños no intencionados a la microbiota, responsables de multitud de trastornos crónicos.

Es fundamental ser conscientes de la importancia de las bacterias clave, cómo interactúan entre ellas y cómo lo hacen con nosotros. Esto nos permite priorizar la toma de decisiones médicas en función de la microbiota, lo que podría marcar una diferencia significativa en la salud a lo largo de la vida.

En este libro venimos hablando del papel esencial que tiene la microbiota para la salud física y mental y del interés que tiene su diálogo continuo con el cerebro para determinar cuál es nuestro estado de ánimo, nivel de ansiedad, calidad de sueño, labilidad emocional, umbral del dolor o tolerancia al estrés.

Entendido el proceso del desorden del eje microbiota-intestino-cerebro y lo que esto implica, es razonable preguntarse ahora ¿es irreversible?, ¿tenemos opciones?, ¿qué podemos hacer? Y la pregunta que más habitualmente escucho en consulta es, sin duda, ¿realmente se puede cambiar la microbiota y recuperar la normalidad cuando se ha desordenado? Pues SÍ, se puede. Pero no se trata de elegir una u otra pastilla. Para revertir un desorden de microbiota y recuperar la homeostasis intestinal hay que intervenir desde diferentes puntos de vista y cambiar muchas cosas, hablemos de ellas.

Ya hemos ido haciendo algún apunte, pero este es el momento de recapitular soluciones y contestar a estas preguntas, recordando una vez más que las sugerencias de este libro en general y de este capítulo en particular no suponen en modo alguno una prescripción terapéutica. Los pacientes han de ser evaluados siempre individualmente en consulta y por un profesional que enfoque el diagnóstico y concrete el tratamiento, las recomendaciones nutricionales, etc. Recuerda: no todo vale de igual forma para todos.

Apuntalar cuatro pilares vitales

Los pilares básicos sobre los que apoyarnos para mimar nuestra vida contribuyen a normalizar la actividad del eje intestino-cerebro. Una vida mentalmente sana implica cuidar lo que pensamos, cómo dormimos, respetar los ciclos o ritmos esenciales e interactuar en un entorno personal gratificante.

Higiene mental, tan importante como la higiene física, o más

Ya he explicado cómo a través de la actividad del eje intestino-cerebro de una forma u otra todo lo que pensamos tiene impacto sobre el cuerpo. Es por ello que debemos estar siempre muy atentos a la línea de pensamientos con la que convivimos. La higiene mental es tan importante como la higiene física o quizás más.

Las emociones y los pensamientos negativos son proinflamatorios, afectan a la microbiota y si no reaccionamos y los evitamos o simplemente nos dejamos llevar, terminarán haciéndonos enfermar. Hay que ser conscientes y proactivos con lo que pensamos.

Este fue el caso de Pilar, una mujer de sesenta y un años que acudió a consulta para tratar su estreñimiento como único motivo.

Cuando hice la historia clínica me contó que, de forma general, hacía tiempo que no se sentía bien. Desde el primer momento intuí que su problema esencial no era físico, o no únicamente. El quid de la cuestión era que se sentía «atrapada» en un matrimonio en el que no era feliz.

Con el paso del tiempo había ido desarrollando multitud de síntomas, los digestivos que básicamente eran el estreñimiento y una mala relación con la comida porque todo «le caía mal». También presentaba síntomas físicos generales como dolores musculares, cefaleas, insomnio, estaba siempre cansada y apática. Tras años de sentirse mal, su carácter poco a poco había ido cambiando. Ahora cualquier cosa la molestaba, era susceptible, rencorosa, insegura, taciturna y muy «refunfuñona».

Tenía un perfil de microbiota MUY desordenado, lo que para mí se planteó como una ventana de oportunidad para ayudarla.

Empezamos a trabajar la recuperación de su homeostasis intestinal y le propuse más cosas. Reorganizamos su alimentación, encontramos a través del yoga cómo salir del sedentarismo y poco a poco fuimos reconduciendo los malos hábitos a la hora de dormir, por las noches no tenía sueño y nunca encontraba el momento de irse a la cama.

A lo largo del tratamiento de mis pacientes en ocasiones busco el apoyo de más profesionales para completar y optimizar otras facetas de abordaje. En este caso, durante los ocho meses que estuvimos juntas intervinieron puntualmente una psicóloga y casi todo el tiempo una nutricionista, consiguiendo entre todas darle la vuelta por completo a la salud física de Pilar, mejorando también su salud mental.

Aún guardo su carta de agradecimiento en la que, habiendo olvidado su motivo de consulta inicial, me explicaba lo bien que estaba, sentía que «era otra» y cómo el tratamiento había cambiado su carácter, «reconociéndose de nuevo como la mujer vital y positiva que había sido siempre».

¿Qué cosas puedes hacer para mantener una buena higiene mental? Recapitulamos: asegura tus necesidades primarias más básicas, sueño, alimentación, respiración o hidratación, haz ejercicio físico con regularidad, gestiona tus emociones e identifica los sentimientos, no dejes pasar un solo día sin sonreír, escribe un diario de gratitud, modula/fomenta la autoestima y aprende a confiar, no te compares con nadie, ajusta las expectativas y objetivos personales y profesionales, no renuncies nunca a ningún sueño, piensa siempre en positivo y si las cosas van mal, dales la vuelta para buscar mirarles la otra cara, busca puntos de fuga que sirvan para relajarte, sé proactivo en las relaciones interpersonales.

«Importa mucho más lo que tú pienses de ti mismo que lo que otros opinen de ti». Séneca.

No se trata de vivir felices dos palmos por encima del suelo sin contacto con la realidad. Se trata de buscar mantener una línea de pensamiento y actitud consciente y proactiva. Cada día al levantarte has de tomar decisiones, pequeñas y grandes, la propuesta es enfocarlas todas desde un punto de vista único: la decisión vital de ser feliz. Esta es una bonita forma de ser proactivo a la hora de cuidar tu eje microbiota-intestino-cerebro.

Buenos hábitos de sueño aseguran la calidad del mismo

Dormir bien implica salud física, mental, intestinal, etc. Para dormir bien necesitamos una producción adecuada de melatonina y un buen nivel de ácidos grasos de cadena corta, ambos están íntimamente conectados con la microbiota a través del eje intestino-cerebro.

Pero para asegurar una buena calidad de sueño también hay hábitos externos que debemos procurar mantener cada día. Aunque ya los hemos comentado, repasamos de nuevo los más importantes: procura acostarte y levantarte a la misma hora, haz una cena frugal y lo más pronto posible, que tu habitación sea fresca, oscura y silenciosa, evita estímulos y pantallas al menos una hora antes de irte a la cama, aleja los dispositivos electrónicos de la cama, busca actividades relajantes antes de dormir, baño, lectura o meditación, evita largas siestas diurnas, haz ejercicio y procura no acostarte con tus enfados y preocupaciones. Tal vez no sea posible ponerlas todas en práctica, pero es una buena idea intentarlo.

La conexión entre el sueño y la salud es especialmente esencial en los niños, que necesitan dormir para su correcto crecimiento y neurodesarrollo. Las horas de sueño recomendadas en los diferentes tramos de edad son:

— El recién nacido, de catorce a diecisiete horas al día.
— Los bebés menores de un año, de doce a dieciséis horas al día, incluidas las siestas.
— Los niños de uno a tres años, de once a catorce horas al día, incluidas las siestas.
— Los niños de tres a cinco años, de diez a trece horas al día, incluidas las siestas.
— Los niños de seis a doce años, de nueve a doce horas al día.
— Los adolescentes de trece a dieciocho años, de ocho a diez horas al día.
— Los adultos, al menos siete horas nocturnas.

A corto plazo, dormir mal tiene un impacto sobre el cansancio y tal vez sobre el ánimo, pero a largo plazo una mala calidad de sueño tendrá consecuencias sobre la salud, física y mental, y siempre sobre nuestras emociones. Es mucho más fácil sentirnos bien si dormimos adecuadamente.

Recuerdo el caso de José Mari, un niño de tres años que tenía diagnosticado un retraso madurativo. Había sido ya descartada la sospecha inicial de un posible trastorno del espectro autista.

En los primeros meses de vida tuvo cólico del lactante, costra láctea y dermatitis del pañal. Eso puede hacernos sospechar que ya, desde los primeros meses de vida, posiblemente no estaba haciendo bien la colonización intestinal de su microbiota.

Nunca fue capaz de gatear y comenzó a caminar a los diecisiete meses. Su vocabulario era muy reducido y mostraba poco interés por los juguetes y por el juego.

De siempre había dormido muy mal, le costaba mucho conciliar el sueño y cuando lo conseguía, este era muy ligero y con muchos despertares. Esta circunstancia había ido desordenando sus hábitos de sueño. Para conseguir que se durmiera, muchas veces los padres terminaban dando vueltas a la manzana en el coche porque así «cogía el sueño enseguida». Aún compartía cama con sus padres y con su hermano mellizo.

Su estudio de microbiota reveló una importante disbiosis. Llamaba la atención la carga que tenía de bacterias proinflamatorias, cuya maldad principal en los niños es bloquear las rutas de actividad de los neurotransmisores.

El tratamiento que hicimos durante cinco meses para restablecer su homeostasis intestinal y recuperar buenos hábitos de sueño produjeron un cambio muy llamativo y desde muy pronto en su descanso y poco a poco también en su neurodesarrollo.

Dormir bien significa tener un sueño de calidad y descansar el suficiente número de horas de acuerdo a la edad y a las condiciones físicas individuales. El sueño es imprescindible para la maduración cerebral y para que las neuronas se desarrollen y se comuniquen con normalidad. Un sueño de mala calidad tiene efectos perjudiciales sobre las funciones cognitivas —atención, memoria— y de conducta a cualquier edad, pero esto es especialmente importante en los niños.

Respetar los ritmos circadianos

Los ritmos circadianos son los ritmos naturales de la vida. Nuestro cuerpo, como el de la mayoría de los seres vivos, está diseñado para «funcionar» siguiendo ciclos. La vida animal sigue secuencias diarias y estacionales, migraciones, rituales de apareamiento, etc., perfectamente coordinados por los ciclos luz/oscuridad, frío/calor, ingesta/ayuno, sueño/vigilia, establecidos tanto día a día como a lo largo de las diferentes estaciones. Los humanos perdimos esa estacionalidad y en el mejor de los casos tenemos los ritmos circadianos ajustados principalmente a las veinticuatro horas del día. Respetarlo es imprescindible para la normal actividad del eje intestino-cerebro y mantener la salud física y mental.

Vivamos de acuerdo a unos ritmos. Personalmente y de forma general los mantengo y recomiendo a mis pacientes hacerlo, pero por voluntad propia y de vez en cuando «me los salto» cuando necesito romper la monotonía. Vivir de acuerdo a los ritmos circadianos implica mantener horarios más o menos estables para acostarnos, levantarnos, hacer ejercicio, comer, etc. Es el momento de ser conscientes de la importancia de establecer y mantener un orden de vida saludable.

Interacción social proactiva

Quien al leer este encabezamiento esté pensando en las redes sociales se equivoca de enfoque. La interacción social saludable de la que vamos a hablar implica conductas y comportamientos proactivos de contacto humano, no virtual.

Las personas que mantienen habituales y gratificantes relaciones personales sabemos que tienen menos ansiedad y mejor autoestima; son más empáticas. Esta actitud potencia la salud de muchas maneras y, en el escenario de la microbiota y el eje intestino-cerebro, también tiene beneficios bidireccionales.

La microbiota, por su capacidad para producir neurotransmisores, es un mediador que desarrolla la conducta social. A su vez, las relaciones interpersonales también enriquecen la diversidad de nuestras bacterias intestinales.

Encontré un curioso estudio publicado por la Universidad de Míchigan que explicaba cómo una conversación amistosa de al menos diez minutos aumentaba la capacidad intelectual, la memoria y la concentración. Y cómo al contrario, las conversaciones competitivas no contribuían a desarrollar ningún aspecto de la inteligencia.

Quedar a tomar un café o salir a dar un paseo con quien te haga sentir bien, ahora sabemos que fomenta tu salud, mejora tu microbiota y contribuye a desarrollar tu inteligencia. ¿A qué estás esperando?

EJERCICIO, *MENS SANA IN CORPORE SANO*

A nadie le sorprenderá que en un libro en el que abordamos la salud hablemos en un momento u otro de las bondades del ejercicio físico, siendo los beneficios obtenidos tanto físicos como mentales.

El ejercicio físico aeróbico practicado de forma regular previene el deterioro cerebral y aumenta el volumen de los lóbulos frontal y temporal izquierdo, que están implicados en los procesos de cognición, control de la atención y memoria. A esto se suman sólidas líneas de investigación que respaldan la evidencia de que ese mismo ejercicio aeróbico mejora la diversidad y abundancia de bacterias beneficiosas y estabilizadoras del ecosistema intestinal. Este parece ser el vínculo de los efectos positivos del ejercicio sobre la microbiota, el intestino y el cerebro, optimizando la actividad del eje intestino-cerebro y actuando de manera positiva sobre el estado de ánimo, los sentimientos y la cognición.

Los beneficios del ejercicio sobre la microbiota se pueden constatar en estudios en los que se examina a personas sanas. En ausencia de enfermedades se compara la microbiota de las personas sedentarias con la de otras más activas, incluso con la de los atletas, encontrando que asociado a la práctica de ejercicio en el intestino vemos:

- Más diversidad de bacterias.
- Un predominio funcional y cuantitativo de los grupos microbianos beneficiosos, principalmente las bacterias productoras de butirato.

— Menor presencia de microorganismos proinflamatorios.
— Mejora en la síntesis de metabolitos, sobre todo los ácidos grasos de cadena corta.

A su vez, una microbiota sana también aporta beneficios específicos en la práctica del ejercicio:

— Mejora la adaptación cardiometabólica.
— Se optimiza la resistencia.
— Mejora la capacidad de transporte de oxígeno a los diferentes órganos y tejidos, incluidos los músculos.
— Estabiliza las glucemias.

El ejercicio, además de su intensidad y frecuencia, tiene distinto impacto dependiendo de variables como el índice de masa corporal de la persona, el momento del día en el que se practica, las horas transcurridas desde la última comida, la temperatura ambiental y si estamos en un lugar cerrado o al aire libre.

Recuerdo el caso de Rocío, una mujer de cuarenta y seis años que trabajaba como comercial de ventas. Acudió a mi consulta con un cuadro de síntomas digestivos y dermatológicos. Tenía alternancia de ciclos de diarrea y estreñimiento, mucha distensión abdominal asociada siempre a la ingesta de alimentos y muchos gases. En la piel presentaba sequedad y eczemas inespecíficos que aparecían y desaparecían sin razón aparente que los justificara.

Al hacer la historia clínica me di cuenta de que, aunque las molestias venían desde hacía tiempo, toda su sintomatología aumentó y se recrudeció durante y después de la pandemia por el covid-19.

No hubo desgracias en su entorno cercano asociadas a la pandemia ni situaciones personales ni profesionales que le causaran un especial estrés. Los cambios que ella refería como más importantes en aquel momento fueron dos: la incorporación del teletrabajo y dejar de hacer ejercicio por el cierre del gimnasio al que antes iba varias veces por semana.

Le propuse un tratamiento con probióticos, prebióticos, etc., y organicé su alimentación. Esto la hizo sentir mejor, pero no terminaba de estabilizar los síntomas.

La recuperación de su actividad física, volviendo al trabajo de visita comercial en la calle y recuperando la práctica habitual de ejercicio de fuerza, en un nuevo gimnasio, fue lo que realmente estabilizó su mejoría y lo que me permitió darle el alta.

Este es un caso en el que el ejercicio físico supuso un punto de inflexión determinante tanto en el proceso de «enfermar» como en el de la recuperación.

En los deportistas de alta intensidad, tanto los requerimientos fisiológicos como los bioquímicos son especialmente intensos. La mayor demanda del ejercicio de resistencia implica cierto desequilibrio electrolítico, una gran exigencia y trabajo muscular, un aumento del estrés oxidativo, de la permeabilidad intestinal y una respuesta inflamatoria sistémica.

La adaptación a estas situaciones asociadas al deporte intenso depende en gran medida del estado de la microbiota, dado que esta es fundamental tanto para la obtención y el almacenamiento de la energía dependiente de la dieta como para modular la inflamación y estabilizar el estado de hidratación.

Los atletas, dado que tienen un requerimiento físico muy alto, deben ajustar bien la combinación de los alimentos de su dieta, con la demanda física en cada momento, entrenamiento o competición. De ello dependerá que la microbiota se mantenga saludable. Hay que evitar el aumento de microorganismos patógenos facultativos que fomenten la inflamación, que pueden aparecer si el aporte y la demanda energética no están bien equilibrados.

Podemos concluir que la actividad física, el ejercicio o tener un buen estado físico modula la microbiota, estabiliza la inflamación y promociona estados de salud física y mental. Esto se consigue, entre otras cosas, gracias a la microbiota.

Tu microbiota come lo mismo que tú

La absoluta relevancia que supone lo que comemos para nuestra salud no es algo que yo te vaya a descubrir en este momento. La medicina clásica ya proponía de la mano de Hipócrates, en el siglo III a. C., «que tu alimento sea tu medicina y tu medicina tu alimento». Una maravillosa máxima cuya vigencia y verdad no ha perdido ni un ápice de fuerza.

Actualmente hay muchas modas en el mundo de la alimentación, cuidado con ellas, no todas son buenas para todo y, por supuesto, no todas son buenas para la microbiota.

Piensa que la microbiota intestinal se alimenta de lo que nosotros comemos, y esto es lo que determina su diversidad, composición, distribución y actividad.

De manera general siempre propongo hacer una dieta completa y variada, consumiendo alimentos de temporada y, si es posible, de proximidad. De forma específica, y para cuidar y fomentar el bienestar de nuestras bacterias, debemos estar atentos a consumir los alimentos que más les gustan. ¿Sabes cuáles son? Tres básicos: la fibra alimentaria, los polifenoles y los alimentos fermentados. Hablemos de cada uno de ellos.

La fibra alimentaria, lo que más gusta a nuestras bacterias

La fibra alimentaria o fibra dietética es parte de algunos alimentos que tienen la singular característica de no poder ser digerida por el cuerpo. Ninguno de nuestros enzimas ni jugos gástricos puede degradarla, solo la microbiota, principalmente la que vive en el primer tramo del intestino grueso la puede digerir. Esta es su principal fuente nutricional.

Se puede clasificar de acuerdo a su naturaleza u origen por su fermentabilidad y capacidad de disolverse en agua:

— Fibra soluble. Este tipo de fibra se disuelve en agua para formar un material gelatinoso. Estimulan el crecimiento de bacterias beneficiosas, tienen un débil efecto laxante y no afectan el tiempo de tránsito intestinal, habitualmente producen gases. Puede ayudar a reducir los niveles de colesterol y glucosa en la sangre.

— Fibra insoluble. Estimula el crecimiento de bacterias beneficiosas. Este tipo de fibra tiene cierto efecto laxante porque facilita el tránsito intestinal y aumenta el volumen de las heces. Puede ser beneficiosa para las personas que luchan contra el estreñimiento.

Los alimentos que aportan los principales tipos de fibra son:

— Fructooligosacáridos o FOS: miel, cerveza, cebolla, ajo, puerro, espárragos, trigo, centeno, cebada, avena, alcachofas, plátano, achicoria o agave.
— Galactooligosacáridos o GOS: lentejas, garbanzos, judías, guisantes, cebolla, lechuga, brócoli, alcachofa, plátano verde, patatas o lácteos, principalmente la leche materna.
— El almidón resistente tal vez sea, para la microbiota, la fuente de fibra más importante de todas y lo vamos a encontrar en los tubérculos (patata, boniato, yuca, etc.), el plátano poco maduro, el arroz (principalmente, el de grano largo), la avena y las legumbres. La obtención de almidón resistente de estos alimentos se optimiza si los cocinamos, los dejamos enfriar un día en la nevera y los comemos al día siguiente sin calentar, solo atemperados.

La degradación de la fibra por las bacterias depende del tipo de fibra y de las bacterias que tengamos, sobre todo en el intestino grueso, que es donde se produce la digestión de la fibra. Esto es muy significativo porque no todas tienen la misma capacidad para producir los enzimas necesarios para digerirla.

La conexión más importante de la fibra alimentaria con la actividad del eje intestino-cerebro está relacionada con los ácidos grasos de cadena corta que se obtienen de su degradación. Entre todos es especial el butirato, que se obtiene principalmente del almidón resistente. La actividad neuroactiva de los ácidos grasos de cadena corta y del butirato se asocia a:

— la capacidad que tienen para modular la secreción intestinal de serotonina y GABA, que son los dos neurotransmisores que determinan cómo nos sentimos. ¿Recuerdas? Serotonina = Felicidad; GABA = Calma/paz;
— su potente actividad antiinflamatoria también implica beneficios sobre la neuroinflamación, lo que optimiza la memoria, el aprendizaje y los trastornos del estado de ánimo.

¡Cuidado con las dietas bajas en fibra! La ingesta de fibra alimentaria es una de las estrategias más influyentes y eficaces para modular la microbiota intestinal. Es su principal sustrato nutricional y tras su digestión se producen numerosos metabolitos beneficiosos, entre los que, por supuesto, se encuentran los ácidos grasos de cadena corta de los que venimos explicando sus muchos efectos beneficiosos para la salud intestinal, mental y general del organismo.

Los polifenoles, el elixir antioxidante

Los polifenoles son sustancias que contienen algunos alimentos con un gran poder antioxidante, por ello son de vital importancia para la salud. Hay más de mil diferentes: resveratrol, flavonoides, quercetina, etc. Su efecto prebiótico y antioxidante contribuye a estabilizar la microbiota, bajar la inflamación y mejorar la integridad de la barrera intestinal. Los alimentos más ricos en polifenoles son:

— Fruta: los frutos rojos (arándanos, moras, fresas, frambuesas, grosellas, etc.), el mango, la uva, la granada y la naranja sanguina.
— El cacao.
— El café y el té.
— Las setas.
— Frutos secos: las avellanas, las almendras, las nueces, especialmente, las nueces pecanas.
— Las aceitunas y el aceite de oliva.
— Especias: el clavo de olor, la menta seca y el anís estrellado.

La interacción entre los polifenoles y la microbiota intestinal es bidireccional. Los microbios intestinales poseen enzimas que permiten su digestión y absorción de los metabolitos que se generan. Al mismo tiempo, estas sustancias afectan el crecimiento de las especies bacterianas presentes en el intestino de forma negativa o positiva.

Actúan sobre la microbiota intestinal aumentando bacterias «buenas» —como *Bifidobacterium* y *Lactobacillus*— al tiempo que sabemos que disminuyen otras no tan «buenas» —como *Clostridium* y *Staphylococcus*—. Respecto al rendimiento metabólico de la microbiota, el consumo de polifenoles incrementa la producción de beneficiosos ácidos grasos de cadena corta.

Sobre el eje intestino-cerebro, hay artículos de investigación donde se demuestra que la combinación de los polifenoles con determinados probióticos modulan la neuroinflamación, mejoran la cognición, reducen el estrés oxidativo y equilibran el metabolismo de la serotonina.

Los alimentos fermentados, con ellos comemos/bebemos bacterias buenas

Los alimentos fermentados se han consumido desde hace miles de años, pero es recientemente cuando están recibiendo una mayor atención por los nutricionistas, médicos y consumidores. Por ello, la Asociación Científica Internacional de Probióticos y Prebióticos —ISAPP, por su siglas en inglés— convocó a un panel de expertos en septiembre de 2019 para establecer su definición y describir su papel en la dieta.

Las inconsistencias relacionadas con el uso del término 'fermentado' les llevaron a diferenciar y definir:

— Alimentos y bebidas fermentadas. Son alimentos elaborados mediante el crecimiento microbiano deseado y las conversiones enzimáticas de los componentes alimentarios. La definición requiere la actividad de mi-

croorganismos como bacterias productoras de ácido láctico, bacterias productoras de ácido acético, bacilos u otras bacterias, levaduras u hongos filamentosos.
- Probióticos. Son microorganismos vivos que, cuando se administran en cantidades adecuadas, confieren un beneficio para la salud del huésped.
- Alimentos fermentados probióticos. Son alimentos fermentados por o que contienen probióticos con o sin evidencia específica de cepa.

Los alimentos fermentados sirven como una rica reserva y aporte de cepas microbianas valiosas para la salud, de muchas y diferentes formas, ya que en el proceso de fermentación se:

- transforman las moléculas de azúcares simples en ácido, alcohol y gases, que dotan a los alimentos fermentados de su característico sabor, mejorando su valor nutritivo y facilitando su digestión;
- producen vitaminas sobre todo del grupo B, como la B12 o la B9. También la K2, difícil de encontrar en alimentos no fermentados;
- producen antioxidantes y moléculas que reducen la presión arterial y la inflamación;
- afecta a la microbiota intestinal, reforzando el *pool* de bacterias de homeostasis o «bacterias buenas».

Por tanto, y más allá de su valor nutricional, es de gran interés para la microbiota y la salud física y mental consumir alimentos fermentados de calidad, por ejemplo:

— Yogur, queso, cuajada, kéfir. Que se elaboran con diferentes procesos de fermentación, con levaduras y bacterias de la leche. Existe también el kéfir de agua, cuyo sustrato no es lácteo.
— Vegetales fermentados como el chucrut alemán o el *kimchi* coreano, que aportan gran cantidad de bacterias probióticas.
— Fermentados de soja como el *tempeh* y el *natto,* fuentes además de bacterias y de proteínas vegetales de alta calidad.
— Miso, fermentado de semillas de soja y cereales como cebada, arroz, alforfón, mijo, centeno, trigo, semillas de cáñamo y sal marina. Además de bacterias, aporta enzimas digestivos, vitaminas y minerales.
— *Kombucha.* Es un té fermentado por distintos tipos de microorganismos probióticos.
— Encurtidos en salmuera, como los pepinillos, que estimulan la producción de probióticos.
— El vino y la cerveza podrían ser interesantes, pero los sulfitos destruyen la mayoría de los beneficios que aportaría su fermentación.

Los fermentados son alimentos funcionales, ya que más allá de su valor nutricional, añaden ingredientes que mejoran nuestra microbiota intestinal y por ello fomentan la salud general del organismo.

Y PARA EL BIENESTAR GENERAL DE LA MICROBIOTA, NO OLVIDES LA IMPORTANCIA DE LA GRASA Y LA PROTEÍNA

He explicado la importancia de los tres pilares nutricionales principales que nos ayudarán a mantener una microbiota saludable. Hay otros alimentos que también contribuyen a nuestra salud intestinal y a la actividad normal del eje intestino-cerebro, como son:

- Grasas saludables, principalmente los omega 3, 7 y 9. La grasa en la dieta es una gran fuente de energía. Además de ser la estructura principal de las membranas, su actividad biológica influye tanto en la microbiota intestinal como en el sistema inmunitario, modulando la inflamación. Son alimentos con grasas saludables los frutos secos, el aceite de oliva, el aceite de colza, los aguacates y el pescado, sobre todo azul, que siempre recomiendo tomar el de pequeño tamaño.
- Proteínas, cuya fuente puede ser animal o vegetal, aunque para la estabilidad funcional del epitelio intestinal y de su normal permeabilidad son más eficientes y tienen mayor biodisponibilidad las de origen animal.

¿Existe la dieta de la felicidad?

¿A que después de comer a veces te has encontrado de mejor humor o sin saber por qué en otras ocasiones algo más abatido, triste o melancólico? Pues sí, esto ocurre porque determinados alimentos tienen la capacidad de influir sobre nuestro estado de ánimo y lo hacen a través de la microbiota.

Algunos alimentos contienen componentes biológicamente activos, que más allá de su valor nutricional, al consumirlos son beneficiosos para la salud y reducen el riesgo de contraer ciertas enfermedades. Se llaman alimentos funcionales. Una dieta que actúe positivamente sobre nuestro estado de ánimo ha de ser rica en alimentos funcionales con actividad psicobiótica.

La hipotética dieta de la felicidad sin duda tiene que ser rica en triptófano, el aminoácido precursor de la serotonina, una de las sustancias que más influye en las emociones y en la felicidad. Es una gran noticia anunciarte que está presente en muchos alimentos.

Los principales alimentos ricos en triptófano o, los que bien podríamos decir, los alimentos que más contribuyen a aumentar la sensación de bienestar, nos ayudan a modular el estrés, favorecen la conciliación del sueño y hacen que nos sintamos felices son:

— El huevo, tanto la clara como la yema.
— Las carnes blancas, principalmente el pavo y el pollo.
— Los pescados azules, insisto una y otra vez en que evites consumir los de gran tamaño por tener estos un mayor contenido en metales pesados.
— Los lácteos, principalmente la leche y el queso.
— Los frutos secos: nueces, almendras, avellanas, pistachos y cacahuetes.
— El plátano.

— El aguacate.
— Los cereales integrales, sobre todo arroz, avena y amaranto.
— Las semillas: sésamo, calabaza, girasol y ajonjolí.
— Las legumbres, principalmente los garbanzos y la soja.
— Las patatas.
— El cacao.

Como el organismo no es capaz de producir triptófano, debemos obtenerlo a través de la alimentación. Lo cual como ves no representa en absoluto ningún problema, ya que en mayor o menor concentración está presente en muchos de los alimentos que consumimos de manera habitual.

Otro neurotransmisor muy interesante en nuestra dieta de la felicidad es el GABA. Recuerda que lo asociamos a «la calma», ya que es el principal mediador inhibitorio del sistema nervioso. Algunos alimentos con actividad gabaérgica son:

— El té verde; la L-teanina que contiene contribuye a formar GABA.
— Los lácteos fermentados.
— Las semillas de chía.
— El mango.

Además, para potenciar la síntesis de GABA y favorecer la sensación de calma a la que se asocia se recomienda practicar ejercicio, en este caso es interesante el yoga y dormir en una habitación oscura.

El consumo de alimentos funcionales con actividad psicobiótica tiene un importante papel tanto en nuestra afectividad y cognición como en la prevención de múltiples trastornos del sistema nervioso. Ambos objetivos se consiguen a través de la capacidad que estos alimentos tienen de actuar sobre el eje intestino-cerebro, modulando la microbiota intestinal.

Multitud de estudios sugieren la menor prevalencia de trastornos del sistema nervioso en las personas que consumen habitualmente estos alimentos.

Alimentos que no aportan, pero sí importan porque inflaman, ¡cuidado!

En la otra cara de la moneda tenemos los alimentos más proinflamatorios y que más alteran la actividad del eje intestino-cerebro y que, por supuesto, afectan de forma negativa a nuestras emociones. Aquí es donde toca hablar de la comida rápida, plastificada, envasada, enlatada, embotellada, embolsada, «en...» todo lo que se te ocurra añadir.

La ingesta de alimentos procesados, y sobre todo ultraprocesados, ha aumentado de manera notable en las últimas décadas, coincidiendo con un incremento de las enfermedades de fondo inflamatorio. Hay gran diferencia entre la microbiota de las personas que consumen una alimentación tradicional y la microbiota de las personas que viven en un entorno más industrial y que llevan un patrón nutricional conocido como dieta occidental. Esta se caracteriza por un consumo excesivo de carnes rojas, alimentos procesados, grasas saturadas, azúcares e hidratos de carbono refinados, además de poca ingesta de fibra de calidad, de fruta de temporada y de verdura fresca. La diferencia microbiana más importante que encontramos entre los patrones de dieta más tradicional y la dieta occidentalizada es la pérdida de diversidad de bacterias, además de alteraciones en su composición y actividad.

En la fabricación de los alimentos procesados industrialmente se utilizan técnicas mecánicas y físicas que permiten una producción a gran escala, por lo que están disponibles durante todo el año. Son más altos en sal, azúcar, aceites vegetales saturados, grasa animal y harina que la comida casera tradicional. En su mayoría se utilizan los aditivos alimentarios artificiales para conseguir textura, sabor y color, que pueden comportarse como promotores ocultos de inflamación intestinal y de alteraciones tanto de la microbiota como de la barrera intestinal. Esto supone una activación de la inflamación crónica, una respuesta inmunitaria anormal y una alteración funcional de la actividad del eje intestino-cerebro que predispone a muchas patologías.

De acuerdo a su grado de procesamiento podemos clasificar los alimentos en cuatro grupos:

— Grupo 1. Alimentos crudos no procesados o mínimamente procesados. Ningún problema con los de este grupo porque para su venta no se alteran sus características iniciales. Son:
  - Alimentos frescos: fruta, verdura, semillas, granos, harinas, legumbres, huevos, carne y pescado.
  - Alimentos crudos refrigerados o congelados sin azúcar ni aditivos: fruta, verdura, carne y pescado.

- Alimentos naturales secos, exprimidos, fermentados (yogur o cuajada), pasteurizados (leche) o tostados (café).

— Grupo 2. Ingredientes culinarios procesados sometidos a procesos de triturado, molido o prensado. Hablamos de aceites vegetales, azúcar, panela, sirope de arce o de agave, sal, vinagre, mantequilla u otros extractos de alimentos.

— Grupo 3. Alimentos procesados en conserva, enlatados, frutas secas confitadas, carnes saladas, embutidos cocidos, quesos y pan fresco.

— Grupo 4. Alimentos y bebidas ultraprocesados. Este es el grupo de villanos. Han sufrido uno o varios de los procesos industriales de hidrogenización, extrusión, molturación, etc., con la finalidad de alargar sus fechas de caducidad. Suelen contener ingredientes para dar sabor, colorear, endulzar o emulsionar. Algunos de ellos son bollería y repostería industriales, *snacks* salados y dulces, muchos cereales de desayuno, algunos embutidos cárnicos y alimentos ya preparados o congelados.

Como puedes imaginar, los alimentos de estos grupos tienen un impacto completamente diferente sobre el organismo. No es lo mismo un alimento procesado que otro ultraprocesado. Los del grupo 4 son sin duda los más proinflamatorios.

Las autoridades sanitarias europeas y americanas que legislan la seguridad alimentaria aprueban el consumo de muchos aditivos cuya investigación individual en numerosos estudios está revelando posibles efectos nocivos sobre la microbiota, la barrera intestinal y sobre la respuesta inmunitaria. Hay que tener precaución con ellos, sobre todo las personas que padecen enfermedades inflamatorias crónicas. ¿Quieres saber cuáles son?

Si tienes una patología crónica de fondo inflamatorio o degenerativo te recomiendo evitar el consumo excesivo de los siguientes aditivos alimentarios, por su posible impacto negativo sobre la microbiota y la permeabilidad intestinal. Te dejo el código por el que los encontrarás en las etiquetas:

— Edulcorantes artificiales, sustitutos del azúcar en muchos alimentos *light,* «sin azúcares añadidos» o bajos en calorías: aspartamo (E951), la sacarina (E954), la sucralosa (E955), el acesulfamo de potasio (E950) y el neotamo (E961).
— Emulsionantes sintéticos, se agregan muchos alimentos procesados para mejorar la textura y prolongar la vida útil: polisorbato 80 (P80) y la carboximetilcelulosa (CMC).
— Colorantes alimentarios. Se agregan a los alimentos para compensar su pérdida de color tras la exposición a la luz, el aire o las variaciones de temperatura, buscando realzar los colores naturales: dióxido de titanio (E171), tartrazina (E102), el rojo 40 (E129), el amarillo 6 (E110) y otros colorantes azoicos.

Además de los aditivos alimentarios, las grasas saturadas y las grasas trans también son componentes de la dieta cuyo excesivo consumo puede afectar a la microbiota y tener un impacto proinflamatorio. Los alimentos que tienen este tipo de grasas son los productos industrializados de panadería y bollería, los alimentos que compramos ya fritos/precocinados, los procesados de carne, la margarina o el aceite de palma.

En la medida de lo posible, evita las comidas precocinadas y ultraprocesadas. Es recomendable comprar simplemente alimentos, no comidas. Haz una dieta sana, completa, variada, elaborada en casa y lo más «limpia» posible. Notarás los beneficios enseguida.

AYUNO INTERMITENTE, EL BARBECHO DIGESTIVO

Aunque pudiera parecer una moda, no es en absoluto una práctica nueva. Ayunar tiene profundas raíces históricas y se ha utilizado en muchas religiones con la finalidad de obtener beneficios espirituales y/o físicos. Los ayunos más importantes de las religiones monoteístas son la Cuaresma de los cristianos, el Yom Kipur de los judíos o el Ramadán en el islam.

El ayuno intermitente en el contexto de la microbiota implica abstenerse total o parcialmente de comer durante un tiempo determinado y la forma de hacerlo puede plantearse de muchas formas, que siempre han de ser propuestas y supervisadas por un profesional. Si dejamos descansar al intestino, evitando que esté todo el rato trabajando en la digestión de los alimentos que comemos, le daremos tiempo para que active los múltiples recursos que tiene para mantenerse sano. Este es, básicamente, el objetivo de ayunar. Todos necesitamos descansar para que nuestra actividad sea más eficaz, la microbiota también.

Puede hacerse de muchas formas y durante las horas de ayuno no hay que olvidar nunca mantener la ingesta de líquidos no calóricos como agua o infusiones sin edulcorar, si el ayuno es largo, también se puede tomar caldos de verduras o de huesos:

— Ayuno de doce horas. Es muy fácil separar de esta forma la cena del desayuno porque la mayor parte del tiempo del ayuno corresponde a las horas de sueño.
— Ayuno de dieciséis horas. En el que se recomienda comer al día solo durante ocho horas; se conoce como la dieta Leangains.
— Ayunar dos días a la semana. Se trata de hacer una dieta saludable durante cinco días a la semana, restringiendo las calorías los dos días restantes. Los hombres pueden consumir seiscientas calorías diarias y las mujeres, unas quinientas.
— Ayuno de los días alternos. En el que se van alternando un día en el que se consume una dieta saludable y al siguiente se hace una restricción calórica.
— Ayuno semanal de veinticuatro horas. Durante la semana se hace una dieta saludable y un día a la semana o dos, si el metabolismo ya está bien entrenado, se deja de comer básicamente alimentos sólidos.

Igual de importante que mantenerse hidratado es la forma de romper el ayuno en la que recomiendo evitar los azúcares y los carbohidratos refinados como pasta o pan blanco.

La utilidad del reposo digestivo, asociado a ordenar los ciclos de alimentación, implica beneficios que están bien constatados para la microbiota y para la salud general del organismo:

— Amortigua la tendencia a la oscilación y la variabilidad que tiene la composición bacteriana intestinal, porque contribuye a estabilizar la estructura y la actividad de la microbiota, potenciando el desarrollo de bacterias beneficiosas.
— Aumenta los niveles de ácidos grasos de cadena corta.
— Estabiliza la barrera intestinal.
— Mejora funcionalmente el metabolismo del tejido adiposo y del hígado.
— Optimiza el rendimiento energético.
— Estabiliza la inflamación.
— Mejora la actividad del eje intestino-cerebro.

De forma general, podemos afirmar que el ayuno contribuye a la recuperación de la homeostasis y el equilibrio de nuestro medio interno. El ayuno intermitente emerge sólidamente sustentado, como una estrategia eficaz y segura de longevidad y esperanza de vida, muchas de cuyas vías de actuación beneficiosa son dependientes de la microbiota.

No todo el mundo puede hacer ayunos, está contraindicado, por ejemplo, en las mujeres embarazadas o en periodo de lactancia, en pacientes con determinadas patologías crónicas, sobre todo si son metabólicas como la diabetes mellitus. No es recomendable en pacientes con trastornos de la conducta alimentaria. Antes de empezar a hacer ayunos, consulta siempre a tu médico o nutricionista especializado.

Si es factible y está bien indicado, esta forma de alimentarse promueve la protección y reparación celular, activa la regeneración de los tejidos, modula las vías de respuesta al estrés y optimiza la detección de nutrientes. Si eres de los que no puede hacer ayunos, no te preocupes; estos objetivos de salud se pueden conseguir de otras muchas formas.

¡Importante! Evita obsesionarte con la comida y recuerda que el motor para comer ha de ser siempre el hambre. Aprende a reconocerla y aliméntate o no en consecuencia.

Tu microbiota no pasa hambre aunque dejes de comer

Te he ido planteando el rendimiento saludable que tiene para la microbiota hacer una alimentación completa y variada, fomentando algunos alimentos específicos. Al mismo tiempo te he hablado de los beneficios que se obtienen al dejar de comer, haciendo los ayunos intermitentes. Toca explicar por qué ambos planteamientos no son contradictorios.

La microbiota es un ecosistema con muchos recursos para mantener su equilibrio y actividad en cualquier circunstancia. Todos los microorganismos que viven en la tripa cooperan entre ellos, adaptándose muy rápido y con facilidad a cualquier cambio que se produzca en el propio ecosistema o en el entorno que lo rodea, que es nuestro cuerpo.

Cuando se producen estímulos inmunitarios, como la inflamación, o estímulos metabólicos, como dejar de comer, las bacterias reprograman su información genética y su actividad para adaptarse eficazmente a esas situaciones e intentar solventarlas.

Te he comentado que la microbiota come lo mismo que nosotros. Bien, pues cuando hacemos ayunos, disminuimos el aporte y la disponibilidad de nutrientes. Esta circunstancia, que en un primer momento altera la composición y actividad microbiana, pronto se adapta y reacciona para compensar esta deprivación calórica. ¿Sabes cómo lo hace? «Comiéndonos».

Todos los microorganismos que tenemos en la tripa hemos dicho que no están flotando libres dentro del intestino. Te expliqué que viven alojados en una capa viscosa llamada mucus que cubre por dentro la pared intestinal, como una alfombra o quizás mejor sería compararla con una moqueta. Entonces, algunas de nuestras bacterias, concretamente las que tienen actividad muconutritiva, se encargan tanto de estimular su producción como de modular su degradación.

El mecanismo de adaptación más eficaz que tiene la microbiota para no pasar hambre, si nosotros dejamos de comer, es estimular la síntesis de las sustancias con las que se forma esta capa de mucus, que son básicamente glucoproteínas. Las bacterias son muy listas, aumentan su producción para poder comérselas y no quedarse sin ellas. De su digestión obtienen los nutrientes que nosotros no le estamos dando en las horas que hacemos el ayuno. Con la degradación de las glicoproteínas se consiguen los deseados ácidos grasos de cadena corta que tantos beneficios nos aportan.

La eficacia y eficiencia de la flexibilidad que tiene el metabolismo de la microbiota le permite adaptarse y superar el impacto de las restricciones nutricionales temporales que supone hacer el ayuno intermitente.

Los recursos nutricionales de las bacterias no dependen solo de nuestra alimentación. Si restringimos la dieta, ellas siguen pudiendo comer. ¿No te parece increíble y maravilloso?

Curar con bacterias

Además de todas las recomendaciones de alimentación y estilo de vida saludables que te he ido proponiendo, situaciones en las que la pérdida de la homeostasis intestinal está muy consolidada, necesito apoyar la actividad del eje intestino-cerebro indicando a mis pacientes que tomen bacterias probióticas con actividad específica sobre los neurotransmisores. El nombre de los probióticos con esta actividad tan específica es psicobióticos.

Como no todo el mundo estará familiarizado con los probióticos, hablemos uno a uno de los conceptos más básicos.

¿Qué es un probiótico?

Los probióticos son microorganismos vivos que cuando los tomamos en las cantidades adecuadas confieren un beneficio para nuestra salud. Normalmente son bacterias, pero también en el mercado encontramos algunos hongos con actividad probiótica.

Los probióticos son microorganismos vivos que forman parte de la microbiota intestinal.

Cuando tomamos un probiótico aportamos determinadas bacterias que cuando llegan a nuestro intestino, donde ya viven millones de microorganismos, deben interactuar con ellos para promocionar y favorecer la actividad de las bacterias beneficiosas. Buscamos reforzar su actividad y al mismo tiempo limitar el crecimiento de las bacterias no tan buenas, mejorando de esta manera nuestra salud intestinal y por supuesto general del organismo.

Debes tener claro que la finalidad de un probiótico nunca es repoblar o recolonizar individualmente el déficit específico de alguna bacteria. Su objetivo hemos dicho que es señalizar y reforzar la actividad de las bacterias buenas para revertir la inflamación, estimular la producción de determinados metabolitos, potenciar alguna ruta metabólica o cualquiera que sea nuestra intención terapéutica. De un modo u otro lo que buscamos con la toma de los probióticos es recuperar la homeostasis intestinal.

No todos los probióticos son iguales. El criterio de selección depende de para qué los queramos tomar:

- La actividad varía mucho dependiendo del tipo de bacteria o bacterias, más concretamente de la especie e incluso de la cepa que contengan.
- Su actividad varía también en función de la cantidad de microorganismos que contiene cada probiótico por dosis recomendada; es lo que se conoce como unidad formadora de colonias o UFC. Cuidado con

> las publicidades engañosas, un probiótico con una alta carga de UFC, o lo que es lo mismo, con mayor número de baterías, no siempre es mejor ni más eficaz.

Es importante consumir probióticos cuya actividad esté bien definida y respaldada a ser posible por artículos científicos que determinen con precisión cómo actúan.

La actividad beneficiosa principal que nos puede aportar un probiótico es la salud intestinal y la estabilidad del sistema inmune. Hay alguno más específico que tiene actividad metabólica o neuroactiva. Estos últimos son muy importantes para modular la actividad del eje intestino-cerebro y nuestra salud psíquica.

Los probióticos, en general, son grandes estabilizadores del ecosistema. Son esenciales, diría que imprescindibles, cuando queremos recuperar los diferentes desórdenes de microbiota. Consulta siempre con un profesional experto para que te indique cuál es el suplemento probiótico más indicado para cada momento.

Hay alimentos cuyo consumo nos aporta microorganismos probióticos en menor cantidad que un suplemento y con diferente grado de estabilización, pero también beneficiosos para la salud. Ya he hablado de los principales como son yogur, queso, cuajada, kéfir, chucrut, *kimchi, tempeh, natto,* miso, *kombucha* o los alimentos encurtidos. El tipo de alimentación que consumimos también puede modificar la actividad de los probióticos y de los prebióticos, que son más eficaces si la dieta es rica en fibra de calidad.

¿Qué es un prebiótico?

Los prebióticos son elementos de la dieta que sirven de alimento a las bacterias, estimulando su desarrollo y crecimiento específico.

Los principales prebióticos que podemos consumir con la alimentación son:

- — Los hidratos de carbono y, como he dicho también, la fibra alimentaria son los prebióticos más importantes: cereales, legumbres, cebolla, ajo, puerro, espárragos, alcachofas, brócoli, patata, boniato, yuca, etc.
- — Igualmente he comentado la importancia de los polifenoles, que, además de su actividad antioxidante, son alimentos con una gran actividad prebiótica. Los alimentos más ricos en polifenoles son frutos rojos, uva, granada, cacao, café, té, setas, frutos secos, aceitunas, clavo, menta y anís estrellado.
- — Otro prebiótico interesante es la pectina que encontramos en frutas como la manzana, la naranja, la mandarina, el limón, la grosella, la mora, el plátano verde y el melocotón, y en vegetales como la zanahoria, el tomate, la patata y los guisantes.

¿Cómo abordar la disbiosis o el desorden microbiano?

No hay que tratar los síntomas aislados, ni siquiera abordar la recuperación de bacterias individuales, hay que atender al ecosistema en su globalidad, y como venimos diciendo una y otra vez, intentar recuperar la homeostasis intestinal. Es por ello que, cuando en consulta estoy frente a las disbiosis más consolidadas, en el tratamiento para ordenar el desorden invariablemente tengo que plantearme abordar las interacciones de los miembros de la microbiota entre ellos con el paciente y con la patología que este presenta. La terapia microbiológica así planteada identifica y mide la dinámica del ecosistema intestinal y el impacto que tiene en la enfermedad, dejando atrás los paradigmas del uso de fármacos con un objetivo y acción únicos.

Esta es una forma de establecer la relación médico/paciente casi filosófica, pero así es como me planteo el enfoque de los pacientes más complejos, mirándolos como un todo, buscando entender qué se ha desajustado más allá de datos, pruebas o análisis unitarios.

Además de identificar una disbiosis, para su tratamiento hay que comprender el origen y las implicaciones generales de la misma. Eso nos permite abordarla de una manera integral e integrativa.

Son muchos los recursos terapéuticos generales de los que disponemos. Los fármacos y suplementos nutricionales son importantes porque son muy resolutivos en el proceso de curación, pero es igual de importante abordar las circunstancias que en cada paciente contribuyeron al desarrollo de su enfermedad. En este punto es donde se hace imprescindible abordar la nutrición, el ejercicio, el sueño, el control de estrés y todas esas cosas de las que se han hablado a lo largo de este capítulo.

¿Qué es un psicobiótico?

Centrando el mundo de los probióticos en el abordaje del eje intestino-cerebro, llegamos a los psicobióticos. El término es mucho más amplio, ya que en realidad hace referencia a probióticos, prebióticos y todas las intervenciones dirigidas a la microbiota, con las que podamos manipular las señales microbiota-intestino-cerebro y tener efectos positivos sobre funciones neurológicas como el estado de ánimo, la cognición o la ansiedad.

Los psicobióticos actúan específicamente sobre la actividad del eje microbiota-intestino-cerebro.

Conociendo la importancia de las bacterias intestinales en el procesamiento afectivo y la conexión que tienen con la emoción, la memoria y la toma de decisiones, es razonable buscar un camino que nos permita la manipulación de la microbiota para encontrar cepas de probióticos con una actividad específica sobre los mecanismos cerebrales asociados a todo el procesamiento emocional. ¿Cómo actúan los psicobióticos?:

- — Estas bacterias producen los neurotransmisores que pasan a los vasos sanguíneos para viajar directamente al cerebro y actuar sobre el sistema nervioso central.
- — Su actividad hace que las células nerviosas del epitelio intestinal estimulen el nervio vago, ¿te acuerdas de él? El nervio más largo del cuerpo que conecta el intestino con el cerebro.

— Activan determinadas células de la pared intestinal para que produzcan hormonas, metabolitos y neurotransmisores, enviándolos por todo el cuerpo.
— Los microbios intestinales influyen sobre las células inmunitarias y la inflamación, lo que afecta al cerebro.
— Señalizan rutas de neurotransmisores y de forma específica favorecen el metabolismo del triptófano, potenciando así la síntesis de serotonina que, como he comentado en otras ocasiones, es la hormona de la felicidad.
— Aumentan la diversidad microbiana y fomentan la producción de ácidos grasos de cadena corta.
— Modulan la frecuencia de defecación, que con situaciones de estrés es muy habitual que esté alterada.

Las principales bacterias con actividad psicobiótica son cepas de *Bacteroides*, *Lactobacillus* y algunos *Bifidobacterium*. Todas ellas nos brindan un prometedor futuro y suponen un desafío para la investigación.

La importancia de las «pequeñas cosas»: las vitaminas y los minerales

Las vitaminas y los minerales son elementos esenciales para la salud. Los seres humanos no los podemos sintetizar, por lo que necesitamos obtenerlos a través de la dieta y ¿sabes algo? Nuestras bacterias intestinales las producen y nos las regalan:

— Una microbiota sana es capaz de sintetizar vitaminas: tiamina (B1), riboflavina (B2), niacina (B3), biotina (B7), ácido pantoténico (B5), ácido fólico (B9) y vitamina K. Para su mantenimiento y buen funcionamiento también las necesitan. Son imprescindibles en multitud de reacciones celulares y, además de su función inmunitaria, es importante su implicación en la producción de energía, en la síntesis de neurotransmisores y en la estabilidad de la microbiota.
— La vitamina D modula la inflamación al favorecer el aumento de cepas bacterianas beneficiosas y actuar directamente sobre el sistema inmunológico intestinal.
— Las vitaminas C y E son imprescindibles para el funcionamiento del eje intestino-hígado.
— Respecto a los minerales, conviene destacar que están implicados en la actividad de las bacterias, por lo que también afectan a la globalidad del ecosistema. Los más importantes son el zinc, el magnesio, el hierro y el selenio, entre otros.

Apuntes de ¿qué puedes hacer?

- Los pensamientos positivos y las emociones placenteras aseguran una buena actividad del eje microbiota-intestino-cerebro.
- Los pensamientos y emociones negativos son proinflamatorios.
- Dormir bien y respetar los ritmos circadianos asegura la salud mental y física. Esto es sobre todo importante en los niños por el neurodesarrollo.
- Los individuos que mantienen relaciones personales gratificantes tienen menos ansiedad, mejor autoestima y son más empáticos.
- El ejercicio tiene efectos beneficiosos en todo el organismo, también en la microbiota que es más diversa y estable.
- Aseguremos una dieta rica en alimentos que más allá de su valor nutricional, al consumirlos sean especialmente saludables.
- Tienen actividad beneficiosa sobre el eje intestino-cerebro: huevo, carnes blancas, pescados azules, lácteos, frutos secos, plátano, aguacate, cereales integrales, semillas, legumbres, patatas y cacao.

- Evita la ingesta de alimentos proinflamatorios: ultraprocesados, refinados, aditivos, conservantes, colorantes y grasas saturadas.

- El ayuno intermitente es una estrategia eficaz y segura de longevidad y esperanza de vida, cuyo beneficio es de muchas formas dependiente de la microbiota.

- Si es necesario para recuperar el equilibrio del eje intestino-cerebro, podemos usar psicobióticos, que son bacterias probióticas con una actividad específica sobre nuestros sentimientos y emociones.

Conclusiones

Lo que está hecho no se puede deshacer,
pero siempre podemos evitar que ocurra de nuevo.
Ana Frank

Da igual la razón por la que se alteró la actividad del eje microbiota-intestino-cerebro. Lo importante es que siempre podemos revertir ese desorden. Podemos y debemos mirar atrás, pero solo para entender y no repetir los malos hábitos de alimentación y estilo de vida que provocaron el desequilibrio. La salud intestinal es SALUD con mayúsculas, esto implica salud física y, por supuesto, mental.

El desorden de la microbiota es responsable de mucha sintomatología, digestiva y extradigestiva. La pérdida de la homeostasis intestinal es la suma del desequilibrio de un cúmulo de factores: la disbiosis, la inflamación, la alteración del epitelio intestinal, de su permeabilidad y de la capa de mucus que lo cubre, la sobrecarga funcional hepática o la maldigestión por un déficit de los enzimas pancreáticos, los cambios del pH intestinal y sistémico, la alteración en la función de los receptores de azúcares simples, el desequilibrio de la producción y señalización de los neurotransmisores, etc.

Revertir todo eso es un proceso en el que, para recuperar dicha homeostasis y la actividad normal de la microbiota y del eje intestino-cerebro, se requieren paciencia y conocimiento. Normalmente no es necesario usar fármacos, ya que el manejo adecuado de probióticos, prebióticos y otros suplementos nutricionales, junto con las recomendaciones nutricionales y cambios del estilo de vida específicos en cada caso suele ser suficiente.

Las personas que tengan una alteración de la homeostasis intestinal más importante necesitarán a un profesional experto que, diagnosticando de manera adecuada el problema, proponga un tratamiento que permita revertir el desorden. De cualquier forma y siempre, tanto durante el tratamiento, como después de él y para mantener la mejoría obtenida, cualquier momento es bueno para empezar a cuidar tu micromundo intestinal.

La última buena noticia es que los cambios que te he propuesto hacer —como los cuidados de la dieta, hacer ejercicio, mimar los hábitos de sueño, ser consciente de tus pensamientos, gestionar el estrés, etc.—, quiero que sepas que empiezan a modificar tu microbiota en muy pocas horas y los beneficios que obtienes se mantienen en el tiempo si sigues haciendo las cosas «bien».

HOY ES UN GRAN DÍA PARA EMPEZAR A MIMAR LA MICROBIOTA. ¿Te apuntas?

Bibliografía

Capítulo 1

Bergman, J. *The dark side of Charles Darwin*. Green Forest, Ark, New Leaf Publishing Group (2011).

Berthoud, H. R. *et al.* «Learning of food preferences: mechanisms and implications for obesity & metabolic diseases». *International Journal of Obesity,* 45, 10, 2156-2168, octubre de 2021. https://doi.org/10.1038/s41366-021-00894-3

Coquant, G. *et al.* «Gossip in the gut: quorum sensing, a new player in the host-microbiota interactions». *World Journal of Gastroenterology,* 27, 42, 7247-7270, 14 de noviembre de 2021. https://www.wjgnet.com/1007-9327/full/v27/i42/7247.htm

Darwin, C. *et al. The expression of the emotions in man and animals.* Tercera edición, Harper Collins (1998).

Goyal, A. *et al.* «Ecology-guided prediction of cross-feeding interactions in the human gut microbiome». *Nature Communications,* 12, 1335, 26 de febrero de 2021. https://doi.org/10.1038/s41467-021-21586-6

Jee-Yon, L. *et al.* «The microbiome and gut homeostasis», *Science,* 377, 6601, 1 de julio de 2022. https://doi.org/10.1126/science.abp9960

MANOR, O. *et al.* «Health and disease markers correlate with gut microbiome composition across thousands of people». *Nature Communications,* 11, 5206, 15 de octubre de 2020. https://doi.org/10.1038/s41467-020-18871-1
PORTER, N. T. *et al.* «Love thy neighbor: sharing and cooperativity in the gut microbiota». *Cell Host & Microbe,* 19, 6, 745-746, junio de 2016. https://www.sciencedirect.com/.../pii/S1931312816302153
The Human Microbiome Project Consortium. «Structure, function and diversity of the healthy human microbiome». *Nature,* 486, 207-214, 13 de junio de 2012. https://doi.org/10.1038/nature11234

CAPÍTULO 2

GABANYI, I. *et al.* «Bacterial sensing via neuronal Nod2 regulates appetite and body temperature». *Science,* 376, 6590, 15 de abril de 2022. https://doi.org/10.1126/science.abj3986
Grupo de Trabajo de Generación de Datos del Proyecto de Microbioma Humano del Consorcio Jumpstart «Evaluation of 16S rDNA-Base Community Profiling for Human Microbiome Research», *PloS ONE,* 7, e39315, 13 de junio de 2012. https://doi.org/10.1371/journal.pone.0039315
HEE, B. VAN DER, WELLS, J. M. «Microbial regulation of host physiology by short-chain fatty acids». *Review special issue: regulation of human health by the microbiota, Trends in Microbiology,* 29, 8, 700-712, agosto de 2021. https://doi.org/10.1016/j.tim.2021.02.001

HUANG, T.-T. *et al.* «Current understanding of gut microbiota in mood disorders: an update of human studies». *Frontiers in Genetics,* 19 de febrero de 2019. https://doi.org/10.3389/fgene.2019.00098

KONSTANTINA, A. *et al.* «Multidimensional assessment of interoceptive abilities, emotion processing and the role of early life stress in inflammatory bowel diseases». *Frontiers in Psychiatry,* 24 de junio de 2021. https://doi.org/10.3389/fpsyt.2021.680878

KORNUM, D. S. *et al.* «Assessment of gastrointestinal autonomic dysfunction: present and future perspectives». *Journal of Clinical Medicine,* 10, 7, 1392, 31 de marzo de 2021. https://doi.org/10.3390/jcm10071392

OLVERA-ROSALES L.-B. *et al.* «Impact of the gut microbiota balance on the health-disease relationship: the importance of consuming probiotics and prebiotics». *Foods,* 10, 6, 1261, 2 de junio de 2021. https://doi.org/10.3390/foods10061261

SILVA, Y. P. *et al.* «The role of short-chain fatty acids from gut microbiota in gut-brain communication». *Frontiers in Endocrinology,* 31 de enero de 2020. https://doi.org/10.3389/fendo.2020.00025

REID, G. «Disentangling what we know about microbes and mental health». *Frontiers in Endocrinology,* 15 de febrero de 2019. https://doi.org/10.3389/fendo.2019.00081

ROBERTSON, R. *et al.* «The human microbiome and child growth - First 1000 days and beyond». *Trends in Microbiology,* 27, 2, 131-147, 1 de febrero de 2019. https://doi.org/10.1016/j.tim.2018.09.008

SAVIDGE, T. C. «Epigenetic regulation of enteric neurotransmission by gut bacteria». *Frontiers in Cellular Neuros-*

cience, 08 de enero de 2016. https://doi.org/10.3389/fncel.2015.00503

Capítulo 3

Heym, N. *et al.* «The role of microbiota and inflammation in self-judgement and empathy: implications for understanding the brain-gut-microbiome axis in depression». *Psychopharmacology,* 236, 5, 1459-1470, mayo de 2019. https://doi.org/10.1007/s00213-019-05230-2

Johnson, K. V.-A. «Gut microbiome composition and diversity are related to human personality traits». *Hum Microbiome Journal,* 15, 100069, marzo de 2020. https://doi.org/10.1007/s00213-019-05230-2

Kim, H.-N. *et al.* «Correlation between gut microbiota and personality in adults: a cross-sectional study». *Brain, Behavior, and Immunity,* 69, 374-385, 0889-1591, marzo de 2018. https://doi.org/10.1016/j.bbi.2017.12.012.

Loughman, A. *et al.* «Gut microbiota composition during infancy and subsequent behavioural outcomes». *EBioMedicine,* 52, 102640, 18 de febrero de 2020. https://doi.org/10.1016/j.ebiom.2020.102640

Lucas, G. «Gut thinking: the gut microbiome and mental health beyond the head». *Microbial Ecology in Health and Disease,* 29, 2, 30 de noviembre de 2018. https://doi.org/10.1080/16512235.2018.1548250

Margolis, K. G. *et al.* «The microbiota-gut-brain axis: from motility to mood». *Reviews and Perspectives Reviews in Basic and Clinical Gastroenterology and Hepatology,* 160,

5, 1486-1501, abril de 2021. https://doi.org/10.1053/j.gastro.2020.10.066

MINUTI, A. *et al.* «The complex relationship between gut microbiota dysregulation and mood disorders: a narrative review». *Current Research in Neurobiology,* 3, 100044 (2022). https://doi.org/10.1016/j.crneur.2022.100044

NGUYEN, T. T. *et al.* «Association of loneliness and wisdom with gut microbial diversity and composition: an exploratory study». *Frontiers in Psychiatry,* 12, 25 de marzo de 2021. https://doi.org/10.3389/fpsyt.2021.648475

CAPÍTULO 4

CARASSO, S. *et al.* «Metagenomic analysis reveals the signature of gut microbiota associated with human chronotypes». *The FASEB Journal,* 35, 11, e22011, 25 de octubre de 2021. https://doi.org/10.1096/fj.202100857RR

COSTANTINI, C. *et al.* «Microbes in the era of circadian medicine». *Frontiers in Cellular and Infection Microbiology,* 10, 30, 5 de febrero de 2020. https://doi.org/10.3389/fcimb.2020.00030

GUTIERREZ LOPEZ, D. E. *et al.* «Circadian rhythms and the gut microbiome synchronize the host's metabolic response to diet». *Cell Metabolism,* 33, 5, 873-887, 4 de mayo de 2021. https://doi.org/10.1016/j.cmet.2021.03.015

KRUEGER, J. M. Y OPP, M. R. «Sleep and microbes». *International Review of Neurobiology,* 131, 207-225 (2016). https://doi.org/10.1016%2Fbs.irn.2016.07.003

LASSMANN, Ł. *et al.* «Gut bless your pain-roles of the gut microbiota, sleep, and melatonin in chronic orofacial pain and depression». *Biomedicines,* 10, 7, 1528, 28 de junio de 2022. https://doi.org/10.3390/biomedicines10071528

LI, Y. *et al.* «The role of microbiome in insomnia, circadian disturbance and depression». *Frontiers in Psychiatry,* 9, 669, 5 de diciembre de 2018. https://doi.org/10.3389/fpsyt.2018.00669

MAGZAL, F. *et al.* «Associations between fecal short-chain fatty acids and sleep continuity in older adults with insomnia symptoms». *Scientific Reports,* 11, 4052, 18 de febrero de 2021. https://doi.org/10.1038/s41598-021-83389-5

MATENCHUK, B. A. *et al.* «Sleep, circadian rhythm, and gut microbiota». *Sleep Medicine Reviews,* 53, 101340, octubre de 2020. https://doi.org/10.1016/j.smrv.2020.101340

MURAKAMI, M. Y TOGNINI, P. «The circadian clock as an essential molecular link between host physiology and microorganisms». *Frontiers in Cellular and Infection Microbiology,* 9, 469, 22 de enero de 2020. https://doi.org/10.3389/fcimb.2019.00469

NERONI, B. *et al.* «Relationship between sleep disorders and gut dysbiosis: what affects what». *Sleep Medicine,* 87, 1-7, noviembre de 2021. https://doi.org/10.1016/j.sleep.2021.08.003

THAISS, C. A. *et al.* «Transkingdom control of microbiota diurnal oscillations promotes metabolic homeostasis». *Cell,* 159, 3 514-529, 23 de octubre de 2014. https://doi.org/10.1016/j.cell.2014.09.048

WILSON, K. *et al.* «Diet composition and objectively assessed sleep quality: a narrative review». *Journal of the Academy of Nutrition and Dietetics,* 122, 6, 1182-1195, junio de 2022. https://doi.org/10.1016/j.jand.2022.01.007

CAPÍTULO 5

ARAX, T. *et al.* «Resilience or susceptibility to traumatic stress: potential influence of the microbiome». *Neurobiology of Stress,* 19, 100461, 27 de mayo de 2022. https://doi.org/10.1016/j.ynstr.2022.100461

BONAZ, B. *et al.* «The vagus nerve at the interface of the microbiota-gut-brain axis». *Frontiers in Neuroscience,* 12, 49, 7 de febrero de 2018. https://doi.org/10.3389/fnins.2018.00049

CAMILLERI, M. «Human intestinal barrier: effects of stressors, diet, prebiotics, and probiotics». *Clinical and Translational Gastroenterology,* 12, 1, e00308, enero de 2021. https://journals.lww.com/ctg/toc/2021/01000

CRYAN, J. F. *et al.* «The microbiota-gut-brain axis». *Physiological Reviews,* 99, 4, 1877-2013, 1 de octubre de 2019. https://doi.org/10.1152/physrev.00018.2018.

FASANO, A. «Another reason to favor exclusive breastfeeding: microbiome resilience». *Jornal de Pediatria,* 94, 3, 224-225, mayo-junio de 2018. https://doi.org/10.1016/j.jped.2017.10.002

FLUX, M. C. *et al.* «Finding intestinal fortitude: Integrating the microbiome into a holistic view of depression mechanisms, treatment, and resilience». *Neurobiology of*

Disease, 135, 104578, febrero de 2020. https://doi.org/10.1016/j.nbd.2019.104578

FÜLLING, C. *et al.* «Gut microbe to brain signaling: what happens in vagus…». *Neuron,* 101, 6, 998-1002, 20 de marzo de 2019. https://doi.org/10.1016/j.neuron.2019.02.008

HAN, W. *et al.* «A neural circuit for gut-induced reward». *Cell,* 175, 3, 665-678.e23, 18 de octubre de 2018. https://doi.org/10.1016/j.cell.2018.08.049

JOHNSON, K. V.-A. y STEENBERGEN, L. «Gut feelings: vagal stimulation reduces emotional biases». *Neuroscience,* 494, 119-131, 1 de julio de 2022. https://doi.org/10.1016/j.neuroscience.2022.04.026

KARL, J. PH. *et al.* «Effects of psychological, environmental and physical stressors on the gut microbiota». *Froniers in Microbiology,* 9, 11 de septiembre de 2018. https://doi.org/10.3389/fmicb.2018.02013

MOU, Y. *et al.* «Gut microbiota interact with the brain through systemic chronic inflammation: implications on neuroinflammation, neurodegeneration, and aging». *Frontiers in Immunology,* 13, 796288, 7 de abril de 2022. https://doi.org/10.3389/fimmu.2022.796288

RENGARAJAN, S. *et al.* «A potential role for stress-induced microbial alterations in iga-associated irritable bowel syndrome with diarrhea». *Cell Reports Medicine,* 1, 7, 100124, 20 de octubre de 2020. https://doi.org/10.1016/j.xcrm.2020.100124

SITTIPO, P. *et al.* «The function of gut microbiota in immune-related neurological disorders: a review». *Journal of Neuroinflammation,* 19, 1, 154, 15 de junio de 2022. https://doi.org/10.1186/s12974-022-02510-1

UNTERSMAYR, E. *et al.* «The intestinal barrier dysfunction as driving factor of inflammaging». *Nutrients,* 14, 5 949, 23 de febrero de 2022. https://doi.org/10.3390/nu14050949
WOUTERS D'OPLINTER, A. DE *et al.* «Gut microbes and food reward: From the gut to the brain». *Frontiers in Neuroscience,* 16, 947240, julio de 2022. https://doi.org/10.3389/fnins.2022.947240
YUSHUANG, X. *et al.* «The roles of the gut microbiota and chronic low-grade inflammation in older adults with frailty». *Frontiers in Cellular and Infection Microbiology,* 11, 2235-2988, 1 de julio de 2021. https://doi.org/10.3389/fcimb.2021.675414
ZENG, M. *et al.* «Mechanisms of inflammation-driven bacterial dysbiosis in the gut». *Mucosal Immunology,* 10, 18-26 (2017). https://doi.org/10.1038/mi.2016.75

CAPÍTULO 6

ABACI, N. *et al.* «Kombucha - an ancient fermented beverage with desired bioactivities: a narrowed review». *Food Chemistry: X,* 14, 100302, 30 de junio de 2022. https://doi.org/10.1016/j.fochx.2022.100302
ARAGÓN-VELA, J. *et al.* «Impact of exercise on gut microbiota in obesity». *Nutrients,* 13, 11, 3999, 10 de noviembre de 2021. https://doi.org/10.3390/nu13113999
AYA, V. *et al.* «Association between physical activity and changes in intestinal microbiota composition: A systematic review». *PLoS ONE,* 16, 2, e0247039, 25 de febrero de 2021. https://doi.org/10.1371/journal.pone.0247039

BAGGA, D. *et al.* «Probiotics drive gut microbiome triggering emotional brain signatures». *Gut Microbes,* 9, 6, 486-496, 2 de noviembre de 2018. https://doi.org/10.1080/19490976.2018.1460015

CRONIN, P. *et al.* «Dietary fibre modulates the gut microbiota». *Nutrients,* 13, 5, 1655, 13 de mayo de 2021. https://doi.org/10.3390/nu13051655

DALTON, A. *et al.* «Exercise influence on the microbiome-gut-brain axis». *Gut Microbes,* 10, 5, 555-568, 31 de enero de 2019. https://doi.org/10.1080/19490976.2018.1562268

DHILLON, J. *et al.* «Almond snacking for 8 wk increases alpha - diversity of the gastrointestinal microbiome and decreases bacteroides fragilis abundance compared with an isocaloric snack in college freshmen». *Current Developments in Nutrition,* 3, 8, nzz079, 3 de julio de 2019. https://doi.org/10.1093%2Fcdn%2Fnzz079

DIETERT, R. R. «Microbiome first medicine in health and safety». *Biomedicines,* 9, 9, 1099, 27 de agosto de 2021. https://doi.org/10.3390/biomedicines9091099

FRANK, J. *et al.* «Brain-gut-microbiome interactions and intermittent fasting in obesity». *Nutrients,* 13, 2, 584, 10 de febrero de 2021. https://doi.org/10.3390/nu13020584

GAO, J. *et al.* «Impact of the gut microbiota on intestinal immunity mediated by tryptophan metabolism». *Frontiers in Cellular and Infection Microbiology,* 8, 13, 6 de febrero de 2018. https://doi.org/10.3389/fcimb.2018.00013

HAYEK, N. «Chocolate, gut microbiota, and human health». *Frontiers in Pharmacology,* 4, 11, 7 de febrero de 2013. https://doi.org/10.3389/fphar.2013.00011

Hossain, K. S. *et al.* «B vitamins and their roles in gut health». *Microorganisms,* 10, 6, 1168, junio de 2022. https://doi.org/10.3390/microorganisms10061168

Katsirma, Z. *et al.* «Fruits and their impact on the gut microbiota, gut motility and constipation». *Food & Function,* 12, 19. 8850-8866, 4 de octubre de 2021. https://doi.org/10.1039/D1FO01125A

Longo, V. D. *et al.* «Intermittent and periodic fasting, longevity and disease». *Nature Aging,* 1, 1 47-59, 14 de enero de 2021. https://doi.org/10.1038/s43587-020-00013-3

Mach, N. *et al.* «Endurance exercise and gut microbiota: a review». *Journal of Sport and Health Science,* 6, 2, 179-197, junio de 2017. https://doi.org/10.1016/j.jshs.2016.05.001

Memmola, R. *et al.* «Correlation between olive oil intake and gut microbiota in colorectal cancer prevention». *Nutrients,* 14, 18 3749, 10 de septiembre de 2022. https://doi.org/10.3390/nu14183749

Narduzzi, L. *et al.* «(Poly)phenolic compounds and gut microbiome: new opportunities for personalized nutrition». *Microbiome Research Reports,* 1, 16 (2022). https://doi.org/10.20517/mrr.2022.06

Nikolaus, S. *et al.* «Increased tryptophan metabolism is associated with activity of inflammatory bowel diseases». *Gastroenterology,* 153, 6, 1504-1516.e2, diciembre de 2017. https://doi.org/10.1053/j.gastro.2017.08.028

Oroojzadeh, P. *et al.* «Psychobiotics: the influence of gut microbiota on the gut-brain axis in neurological disorders». *Journal of Molecular Neuroscience,* 72, 1952-1964, 18 de julio de 2022. https://doi.org/10.1007/s12031-022-02053-3

Parker, A. *et al.* «Gut microbes and metabolites as modulators of blood-brain barrier integrity and brain health». *Gut Microbes,* 11, 2, 135-157 (2020). https://doi.org/10.1080/19490976.2019.1638722

Raoul, P. *et al.* «Food additives, a key environmental factor in the development of IBD through gut dysbiosis». *Microorganisms,* 10, 1, 167, 13 de enero de 2022. https://doi.org/10.3390/microorganisms10010167

Rinninella, E. *et al.* «Food components and dietary habits: keys for a healthy gut microbiota composition». *Nutrients,* 11, 10, 2393, octubre de 2019. https://doi.org/10.3390/nu11102393

Rowley, C. A. y Kendall, M. M. «To B12 or not to B12: five questions on the role of cobalamin in host-microbial interactions». *PLoS Pathogens,* 15, 1, e1007479, enero de 2019. https://doi.org/10.1371/journal.ppat.1007479

Snelson, M. *et al.* «Processed foods drive intestinal barrier permeability and microvascular diseases». *Science Advances,* 7, 14 eabe4841, 31 de marzo de 2021. https://doi.org/10.1126/sciadv.abe4841

Srour, B. *et al.* «Ultra-processed foods and human health: from epidemiological evidence to mechanistic insights». *The Lancet, Gastoenterology & Hepatology,* 7, 12, 1128-1140, 8 de agosto de 2022. https://doi.org/10.1016/S2468-1253(22)00169-8

Stacchiotti, A. *et al.* «Impact of melatonin on skeletal muscle and exercise». *Cells,* 9, 2, 288, 24 de enero de 2020. https://doi.org/10.3390/cells9020288

Glosario de términos médicos

Para la mejor comprensión del texto he procurado utilizar una terminología sencilla; no obstante, ha sido inevitable que a lo largo del libro, en algunos casos, hayan aparecido palabras de la «jerga médica» y es por ello que adjunto esta pequeña lista a modo de diccionario que puedes consultar en cualquier momento.

ACETILCOLINA. Hormona que controla la memoria y la actividad muscular.

ADN. Proteína que se encuentra en el núcleo de las células y contiene el material genético necesario para el funcionamiento y el desarrollo de los seres vivos.

ADRENALINA. Hormona que pone en alerta para reaccionar frente a situaciones de peligro.

ALGIA. En medicina, las palabras terminadas en -algia hacen referencia a dolor.

BACTERIOCINAS. Sustancias sintetizadas por las bacterias que inhiben el crecimiento de otras bacterias.

Barrera hematoencefálica. Sistema de protección que regula el paso de sustancias desde los vasos sanguíneos al cerebro.

Barrera intestinal. La pared del intestino modula la absorción de las sustancias que hay en su interior y es un gran regulador de la homeostasis intestinal.

Cefalea. Dolor de cabeza.

Colecistitis. Inflamación de la vesícula biliar.

Cistitis. Inflamación de la vejiga de la orina.

Cognición. Concepto que incluye la percepción, la memoria, la atención, las habilidades de razonamiento y la capacidad de procesar información o de resolver problemas.

Colitis. Inflamación del colon.

Colon. Intestino grueso.

Comorbilidad. Circunstancia en la que coinciden varios trastornos o enfermedades en la misma persona al mismo tiempo.

Cortisol. Hormona que se produce como respuesta al estrés.

Dermatitis. Inflamación de la piel.

Disbiosis. Desorden cualitativo y/o cuantitativo de la microbiota intestinal.

Dispepsia. Desórdenes asociados a la digestión de alimentos.

Diverticulitis. Inflamación de uno o más divertículos.

Divertículo. Apéndice hueco en forma de bolsa o saco.

Dopamina. Hormona que estimula nuestra motivación y ganas. Está asociada al placer.

Ecosistema. Comunidad de seres vivos que habitan en un mismo lugar, cuya actividad se relaciona entre sí.

Emociones. Impulso afectivo que induce la acción y abarca tanto experiencias subjetivas o sentimientos como reacciones tanto vegetativas —sudoración, temblor o palidez— como reacciones motoras —gestos o posturas—.

ENCEFALITIS. Inflamación del encéfalo o cerebro.

ENTERITIS. Inflamación del intestino.

ENTEROTIPO. Estructura global de la microbiota intestinal humana en cuanto a su composición en géneros dominantes.

EPITELIO. Conjunto de células que, unidas entre sí, cubren todas las superficies internas y externas del cuerpo.

EPIGENÉTICA. El conjunto de circunstancias que activan o inactivan los genes sin cambiar la secuencia del ADN, solo modulan su expresión.

ESTEATORREA. Exceso de grasa en las heces.

EUBIOSIS. Composición de una microbiota intestinal estable o equilibrada, en un individuo sano.

GABA. Neurotransmisor que favorece la sensación de calma.

GASTRITIS. Inflamación de la mucosa del estómago.

GASTROENTERITIS. Inflamación de la mucosa del estómago e intestino.

GENES. Son segmentos de ADN que almacenan información genética.

GENÉTICA. Rama de la biología que estudia los genes y mecanismos que regulan la transmisión de los caracteres hereditarios.

HEPATITIS. Inflamación del hígado.

HOLOBIONTE. Ser vivo formado por la asociación de diferentes especies. La unidad que constituyen el cuerpo humano y la microbiota que vive en él, nos convierte en holobiontes.

HOMEOSTASIS. Tendencia al equilibrio o estabilidad orgánica para el mantenimiento funcional normal.

ITIS. En medicina, las palabras que terminan en -itis hacen referencia a inflamación y/o infección.

LPS O LIPOPOLISACÁRIDOS. Una parte de la pared de algunas bacterias intestinales cuya actividad es muy proinflamatoria.

MEGALIA. En medicina, las palabras terminadas en -megalia hacen referencia a un anormal aumento de tamaño.

MELENA. Heces con sangre.

MESENTERIO. Conjunto de repliegues del peritoneo que fijan diferentes partes del intestino a la pared abdominal.

METABOLITO. Sustancia producida por el metabolismo humano o microbiano.

METAGENOMA. Carga genética de una comunidad microbiana.

METAGENÓMICA. Estudio directo de todo el material genético de las muestras obtenidas en un determinado entorno biológico.

MICROBIOMA. Conjunto de microorganismos y su actividad.

MICROBIOTA. Conjunto de microorganismos que de forma estable colonizan un hábitat.

MICROGLIA. Células con actividad protectora inmunitaria en el sistema nervioso.

MIGRAÑA. Dolor de cabeza muy intenso. Suele estar acompañada de náuseas, vómitos y sensibilidad a la luz y al sonido.

NEURALGIA. Dolor de un nervio.

NEUROGÉNESIS. El proceso por el que se forman nuevas neuronas.

NEURONA. Unidades funcionales en el sistema nervioso que transmiten información mediante impulsos eléctricos.

NEUROTRANSMISOR. Las palabras del sistema nervioso o los mensajeros químicos que transportan información motora y psicológica entre las neuronas y las células del cuerpo.

PANCREATITIS. Inflamación del páncreas.

PATOBIONTE. Microorganismos que forman parte de la microbiota normal, cuyo sobrecrecimiento puede provocar determinadas patologías.

PATÓGENO. Microorganismo vivo que causa una enfermedad.

PERISTALTISMO. Los movimientos de contracción y relajación del tubo digestivo que permiten la progresión de su contenido desde el estómago hacia el ano.

PERITONEO. Membrana o tejido que recubre la pared abdominal y cubre la mayor parte de los órganos del abdomen —estómago, intestino, etc.—.

PLACEBO. Sustancia que carece de acción curativa, pero que cuando se toma produce un efecto terapéutico porque la persona cree que es un medicamento realmente eficaz.

SEROTONINA. Neurotransmisor que asegura la alegría y felicidad.

SIMBIOSIS. Forma de interacción biológica y estable de distintas especies.

TRANSLOCACIÓN BACTERIANA. Capacidad que tienen las bacterias de atravesar la pared intestinal, pudiendo así llegar a otros lugares del organismo.

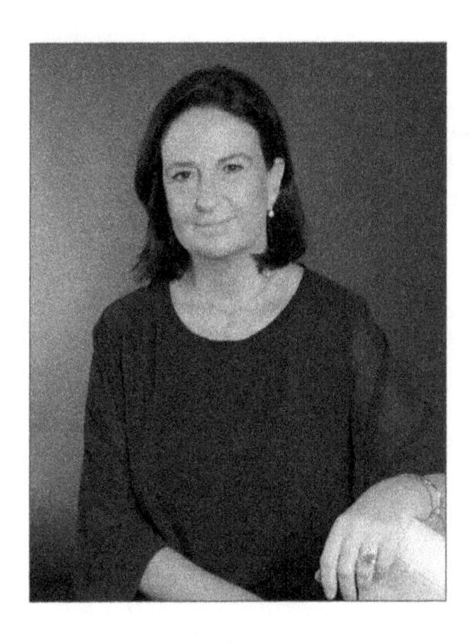

DOCTORA DE LA PUERTA

Soy la doctora Mª Dolores de la Puerta, nací en Cartagena. Aunque inicialmente me formé como cirujano plástico, circunstancias personales hicieron que hacia el año 2000 empezara a explorar el maravilloso mundo de la microbiota intestinal.

Poco a poco fui evolucionando mi práctica clínica asistencial, dedicándome a tratar en la consulta pacientes con todas las patologías asociadas a la disbiosis intestinal, y esto es lo que hago y a lo que me dedico en la actualidad.

No he dejado de estudiar e investigar desde entonces, evolucionando el abordaje de mis pacientes y aplicando a los tratamientos lo que descubro cada día. Es con ellos y de ellos con quien más he aprendido y son ellos los que me animan y motivan para seguir haciéndolo.

En la medicina y en la vida, ser flexible me ha permitido caminar recto y nunca darme por vencida, me ha permitido llegar, una y otra vez, un poco más lejos.

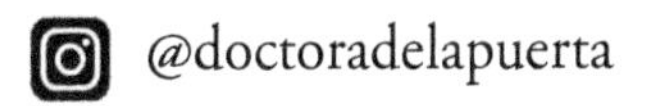

Printed in the USA
CPSIA information can be obtained
at www.ICGtesting.com
LVHW041942111124
796288LV00001B/9

* 9 7 8 8 4 9 1 3 9 8 9 7 4 *